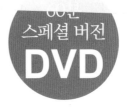

60분
스페셜 버전
DVD

하루 3분! 동안 만들기 프로그램

다카츠 후미코의
뷰티 페이스 요가

다카츠 후미코 지음 / 박경임 옮김

Fumiko Takatsu

siso

\ '세월이 흐르는 건 막을 수 없어.'라고 포기하고 계신가요? /

뷰티 페이스 요가와 함께라면
지금이라도 늦지 않았습니다!

아무것도 하지 않으면 이대로 점점 늙어갈 뿐
내일이 되면 또 하루의 시간만큼 얼굴은 노화됩니다.
하지만 포기하기는 아직 이릅니다!
이 책을 손에 쥐었다면, DVD를 보며 바로 시작하세요.
인상이 바뀌면 마음도 건강해집니다.
얼굴이 바뀌면 자신감이 생기고 더욱 즐거운 삶이 됩니다.

주름이
신경 쓰인다.

얼굴이 처지기
시작했다.

이중 턱이
되었다.

이런 고민을
가진 당신에게!

팔자주름이
신경 쓰인다.

얼굴의 윤곽이
흐릿해지기
시작했다.

얼굴에
굴곡이 없다.

얼굴뿐만 아니라 전신의 혈행 촉진과 어깨 결림에도 효과 만점!

하루 3분이면 충분하다!

아무리 바빠도 자신 있는 얼굴 만들기를 위해 하루 3분만 투자하세요. 창피해하지 않고 과감하게 얼굴 근육을 움직이세요. 사용하지 않는 근육의 안쪽 부분까지 움직여 보자는 각오로 지금 당장 시작하세요!

Step

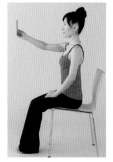
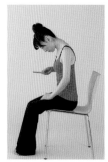

1 자기 자신을 알 것 → p.18

지금 거울을 보고 자신의 얼굴을 자세히 관찰해 보세요. 그리고 거울을 아래에 둔 상태에서 보면 그것이 10년 후 자신의 얼굴이 될지도 모릅니다. 그렇게 되고 싶진 않으시겠지요?

2 기본을 체크할 것 → p.19~25

효과를 높이기 위한 3가지 룰, 즉 워밍업, 자세와 쿨 다운(가벼운 정리운동) 방법을 체크합니다.

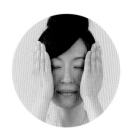

3 동작을 체크할 것 → p.27~83

자신이 가진 고민을 해결할 수 있는 방법은 어떤 것들이 있는지 책을 통해 확인합니다. 때로는 필요한 동작만 해도 좋지만 DVD나 포스터를 활용하여 모든 동작을 할 수 있다면 훨씬 더 효과적입니다.

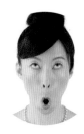

4 DVD로 세밀한 부분까지 체크

책에 실려 있지 않은 세세한 움직임까지 체크할 수 있는 것이 DVD입니다. 어느 정도의 움직임인지, 스피드는 어느 정도인지 실제 영상을 보면서 따라해 보세요.

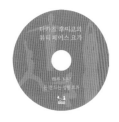

매일 하기

뷰티 페이스 요가를 일상에 적용하여 얼굴에 탄력이 생기고 아름다워지는 즐거움을 기대해 보세요.

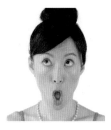
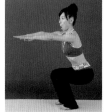

빨리 젊음을 되찾고 싶은 분들을 위해
10년을 되돌리는 2주간의 프로그램

책과 영상을 통해 여러 가지 자세를 소개하지만, 그중에서도 2주간의 투자만으로 동안을 만드는 최강의 조합을 포스터로 만들었습니다. 이 책의 가장 마지막 장에 부록으로 첨부되어 있으니 잘 보이는 장소에 붙여두고 사용하세요

<포스터 사용방법>

포스터에 수록된 뷰티 편은 얼굴만(일부는 손을 사용합니다) 사용하는 자세, 파워업 편은 뷰티 편에 전신 움직임을 더한 것입니다. 처음 시작할 때는 거울을 가까이 두고 거울을 보며 뷰티 편을 따라해 보세요. 그리고 점차 적응이 되어 좀 더 시도해 볼 수 있을 것 같다면 파워업 편에 도전해 보세요.

몇 시에 하는 것이 효과적일까요?

몇 시에 해도 상관없습니다. 만약 잊어버릴 것 같다면 일정한 시간을 정해 일과에 추가하는 것도 좋습니다. 하지만 시간에 신경 쓰는 것보다 매일 꾸준히 하는 것이 훨씬 중요합니다. 2주간 꾸준히 해 보세요. 놀라운 효과를 경험하게 될 것입니다.

일주일 동안 해도 아무런 변화가 없어요.

표면적으로는 변화를 느낄 수 없다 하더라도 간혹 얼굴이 부드럽게 움직이는 것 같은 느낌이 든 적은 있으셨을 겁니다. 보통 잘 쓰지 않는 얼굴의 근육을 움직이는 운동이기 때문에 굳어있는 부분이 풀려서 가벼워진 것입니다. 일주일만 더 노력하신다면 표면적으로도 변화된 얼굴을 확인하실 수 있을 것입니다.

포스터를 보는 것만으로는 잘 따라할 수가 없어요.

먼저 DVD와 함께 따라해 보고 나서 포스터에 있는 동작을 해 보시길 추천합니다. DVD를 보고 잘 따라할 수 없었던 부분의 요령을 확인한 후 그 내용을 포스터에 적어두면, 다음에 포스터만 보고 따라할 때 훨씬 도움이 됩니다. 또한 책에도 포스터 동작에 대한 요령이 적혀 있으므로 참고해 주세요.

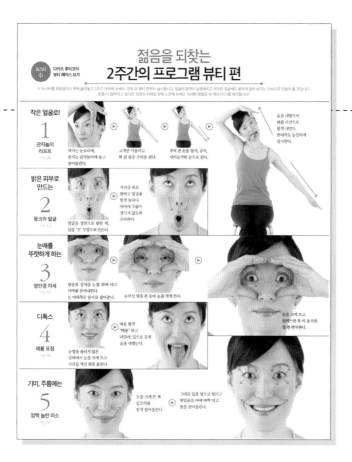

최강 동안을 만드는
뷰티 편

먼저 뷰티 편부터 시작하세요. 거울 가까운 곳에 포스터를 붙여두고, 거울을 보며 따라해 보세요. 순서에 상관없이 1~5 중 어느 것부터 시작해도 좋습니다.

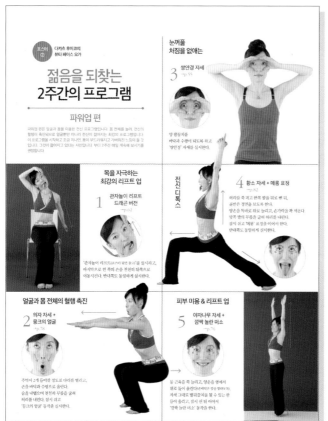

젊음을 되찾아 주는
파워업 편

뷰티 편만으로는 모자라다는 느낌이 든다면, 전신을 사용하는 파워업 편을 따라해 보세요. 180cm × 90cm 정도의 공간만 있다면 할 수 있습니다. 다만, 발밑이 미끄럽지 않고 손이 부딪히지 않을 정도의 장소를 확보해 주세요.

DVD 한정! 작은 얼굴 &
피부 미용을 위한 스페셜 메뉴

첨부된 DVD에는 책에 소개되지 않은 스페셜 메뉴가 수록되어 있습니다. 전신에 3분간 연속으로 실시하여 작은 얼굴을 만들고 피부 미용까지 한 방에! 내용은 DVD로 직접 확인하세요.

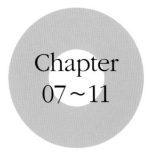

Chapter 07~11

작은 얼굴을 만드는
3분 뷰티 페이스 요가

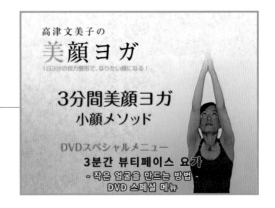

장점 **1**
재미있고 기분 좋게
페이스 라인을 셰이프!

작은 얼굴을 만드는 방법을 3분간 지속함으로써 얼굴 전체를 빠짐없이 자극해 부기를 빼주고, 뚜렷하지 않았던 페이스 라인을 깔끔하게 정리해줍니다.

장점 **2**
몸 전체에 효과적!

작은 얼굴을 만드는 3분 뷰티 페이스 요가에서 실시하는 자세는 기분 좋게 전신을 자극하고, 특히 양쪽 다리와 하반신에 직접적인 자극을 주어 힙업과 허벅지 셀룰라이트 예방에 효과적입니다.

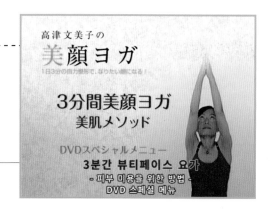

피부 미용을 위한
3분 뷰티 페이스 요가

장점 1
피부의 턴 오버 촉진!

얼굴 전체의 혈행을 원활하게 하고, 림프의 정체를 해소하는 '피부 미용을 위한 3분 뷰티 페이스 요가'를 연속하여 실시함으로써 신진대사를 높이고 피부의 턴 오버를 촉진합니다.

장점 2
디톡스 효과!

피부 미용을 위한 3분 뷰티 페이스 요가에서 실시하는 자세는 전신의 혈행을 촉진하고, 노폐물을 체외로 배출하는 효과가 있으므로 부종을 해소하는 데에도 도움을 줍니다.

장점 3
전신의 밸런스를 조화롭게!

특히 척추나 골반을 움직이므로 몸의 뒤틀림을 예방 및 교정하여 전신의 밸런스를 조화롭게 합니다.

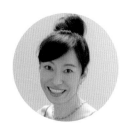

DVD에서는 당신에게 드리는 메시지 외에 저의 캘리포니아 생활 모습도 보실 수 있으니 기대해 주세요!

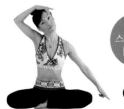

60분 스페셜 버전 DVD

하루 3분! 돈 안 드는 성형 효과
다카츠 후미코의 뷰티 페이스 요가

C O N T E N T S

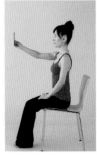

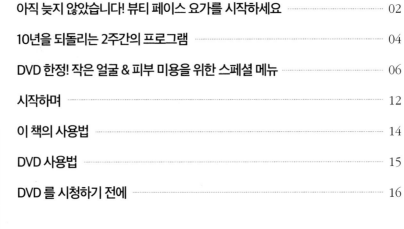

Beauty Face Yoga ●Pre-Lesson
기본 마스터

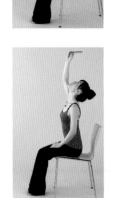

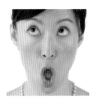
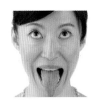
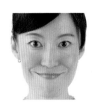
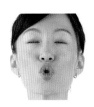
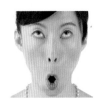
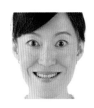
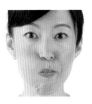

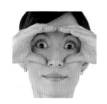

Beauty Face Yoga ●Lesson3

즉시 효과!
페이스 리커버리

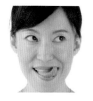

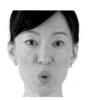

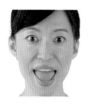

Beauty Face Yoga ●Lesson4

앉아서 또는 서서 하는
전신 페이스 요가

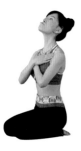

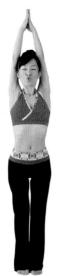

Beauty Face Yoga ● Extra Lesson

다카츠 후미코의
내추럴 뷰티 스타일

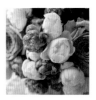

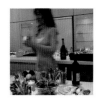

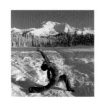

시작하며
Change Your Face,
Change Your Life

"태어날 때부터 이 얼굴이야."
"나이를 먹었으니 늙는 건 당연해."
"시간이 없어서 신경 쓸 수가 없어."라며 포기하지 마세요.

얼굴은 바뀝니다. 표정도 바뀝니다.
표정이 바뀌면 기분이 바뀌고, 인생도 바뀝니다.
제가 경험자입니다.

일본은 말할 것도 없고, 세계 100여 개국 이상에서 뷰티 페이스 요가 수강생들이 그 놀라운 효과를
체험하고 있습니다.
우리 몸에 근육이 있는 것처럼 얼굴에도 근육이 있습니다. 저는 '나긋나긋한 몸에는 나긋나긋한 마
음이 깃든다.'고 믿습니다. 특히 얼굴은 더 그렇습니다.
몸과 다르게 얼굴은 매일 마주하고, 일생을 함께하며 타인의 시선으로부터 자유로울 수가 없습니
다. 기쁘게도 얼굴의 근육은 몸의 근육보다 민감하여 조금만 마음을 기울여도 그 효과가 크게 나타
납니다.
도구를 사용하지 않고 얼굴의 근육을 의식하며, 만들고 싶은 얼굴을 이미지해 보세요.
마음에 포커스를 맞추고 어떤 감정일 때 어떤 표정을 짓는지, 자신의 어떤 표정이 제일 좋은지 그
려 보세요. 그것이 페이스 메이킹, 돈 안 드는 성형의 근본 원리입니다.

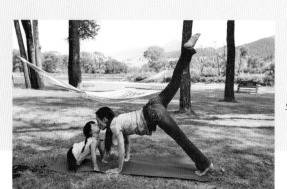

요가를 너무 좋아하는 딸과 함께

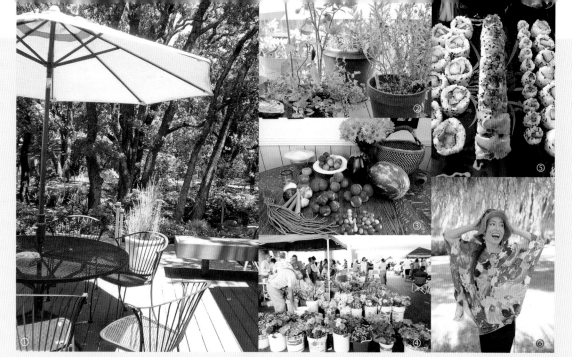

① 신록이 눈부신 시댁의 정원 ② 자택의 베란다에 내가 기르고 있는 허브 ③ 시장에서 산 신선한 채소와 과일

④ 자택 근방에 자주 가는 시장 ⑤ 아메리카풍의 초밥은 오마카세 ⑥ 집 근처 자연과 함께하는 산책로에서

이 뷰티 페이스 요가를 할 때는 창피함이나 망설임은 기꺼이 버려주세요.

일단 작정하고 얼굴을 움직여 보세요.

'내가 이런 표정을 지을 수 있네.'

'얼굴에 이렇게나 많은 근육이 있었네.'

지금까지 움직이지 않았던 얼굴의 근육이 움직일 때, 표정의 틀이나 제한이 무너집니다. 마음이 더욱더 자유로워집니다. 그 순간, 분명히 지금까지 눈치 채지 못했던 자신의 표정, 매력, 영혼의 목소리를 느끼게 될 것입니다.

언제 어디서든 제일 먼저 신경 쓰이는 부분을 의식하여 자신의 가장 멋진 얼굴을 찾으세요!

아무런 도구 없이 자신의 의식과 근육만으로 실시하는 자력 성형, 이것이 뷰티 페이스 요가입니다.

단지 얼굴의 근육을 움직이는 것만으로 인생이 변하다니!

정말 멋진 일이라고 생각하지 않습니까?

무엇이 어떻든 간에, 일단 Let's get started!

그리고 Let the magic begin!(자, 마법이 시작되었습니다!)

Fumiko Takatsu

이 책의 사용법

뷰티 페이스 요가 각 자세의 목적이나 효과, 실시할 때의 포인트 등을 여기에서 체크!
첨부된 DVD와 병행하여 '자신이 꿈꾸는 얼굴'을 만드세요.

자세의 목적
얼굴의 어떤 부분에 작용하는 자세인지 여기서 확인하세요.

자세 명
뷰티 페이스 요가의 즐거운 자세 명입니다.

DVD 수록 마크
이 마크가 있는 페이스 요가 자세는 DVD에도 수록되어 있습니다. 병행하여 활용하세요.

인덱스
작은 얼굴 만들기, 절대동안 피부 미용, 페이스 리커버리, 전신 뷰티 요가의 4가지 방법 중 어느 것인지 이곳에서 확인하세요.

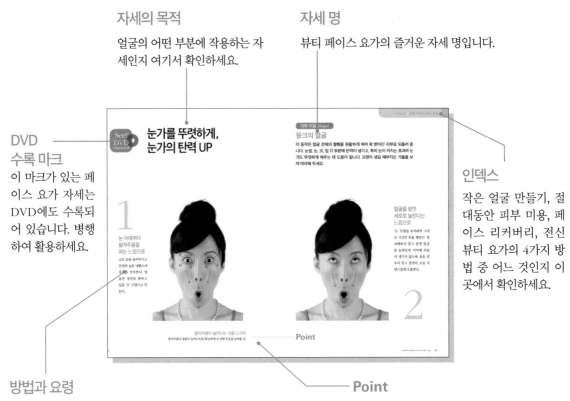

방법과 요령
각 자세의 방법과 요령은 여기서 체크하세요. 호흡을 들이마시고 내뱉는 타이밍과 효과를 높여주는 방법들이 적혀 있습니다.

Point
자세의 효과를 한층 더 높여주는 요령을 소개합니다.

이 책의 주요 구성

작은 얼굴을 만드는 방법
페이스 라인을 조여 작은 얼굴을 만드는 자세를 소개.

피부 미용을 위한 방법
신진대사를 높여 피부의 탄력과 윤기를 되돌리는 자세를 소개.

즉시 효과! 페이스 리커버리
피로, 칙칙함, 부기 등 얼굴에 나타나는 트러블을 그 자리에서 해결하는 자세를 소개.

전신 적용 방법
작은 얼굴을 만드는 방법과 피부 미용 방법에 전신 요가 자세를 조합한 상급 버전을 소개.

내추럴 뷰티 스타일
뷰티 페이스 요가의 효과를 높여주는 일상생활의 팁 소개.

하루 3분! 편한 때에, 마음에 드는 자세를!
뷰티 페이스 요가는 하루에 실시하는 자세의 개수나 횟수 등을 제한하지 않습니다. 몸 상태를 확인하며 마음에 드는 자세를 편할 때, 몇 회 실시해도 좋습니다. 자신이 만들고 싶은 얼굴을 목표로 이 책의 자세를 몇 가지 조합하여 오리지널 뷰티 페이스 요가를 실시해 보는 것도 추천하고 싶습니다. 3분 정도 어떻게 조합할 것인지 생각해 봅시다. 무리하지 말고 매일 즐겁게 실시하는 것이 만들고 싶은 얼굴을 만드는 지름길입니다.

DVD 사용법

첨부된 DVD에는 작은 얼굴을 만드는 방법, 피부 미용 방법, 전신 적용 방법 등 자세에 대한 프로세스가
자세한 설명과 함께 수록되어 있습니다. 이 책과 병행하여 사용하세요.

MAIN MENU

DVD 플레이어나 컴퓨터에 디스크를 넣고 재생하면
호흡법, 위밍업 등 11가지의 동영상을
시청하실 수 있습니다.

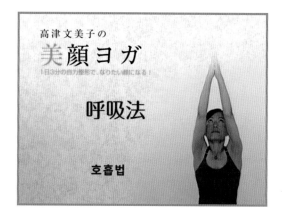

호흡법

뷰티 페이스 요가에 익숙해지기 전까지는 호흡법부터 시작
하세요.

DVD를 시청하기 전에

【주의】

■ 이 DVD-Video는 DVD규격에 따라 제작되었습니다. 반드시 DVD-Video대응 플레이어로 재생해 주십시오. PC의 DVD 드라이브나 게임기 등의 일부 기종에서는 재생되지 않을 가능성이 있습니다. 모든 DVD 기기에서의 재생을 보증할 수 없습니다.

■ DVD-Video는 영상과 음성을 고밀도로 기록한 디스크입니다. 재생 상의 자세한 조작에 관해서는 사용하고 계신 플레이어의 취급설명서를 확인해 주십시오.

■ 디스크의 양면에 모두 지문, 오염, 상처 등이 묻지 않도록 관리해 주십시오. 디스크가 오염되면, 안경닦이와 같은 부드러운 천으로 안쪽에서 바깥쪽을 향해 방사형으로 가볍게 닦고, 레코드용 클리너나 용제 등은 사용하지 마십시오.

■ 봉인되어 있는 봉투에 디스크를 넣거나 뺄 때에는, 디스크 아랫면에 테이프의 잔여물 같은 것이 묻지 않도록 주의해 주십시오.

■ 금이 가거나 변형, 접착제 등으로 보수한 디스크는 위험하며 플레이어 고장의 원인이 됩니다. 사용하지 말아 주십시오.

【보관상의 주의】

직사광선이 닿는 장소나 고온다습한 장소에는 보관하지 마세요. 사용 후에는 반드시 플레이어에서 꺼내어 케이스에 넣어 보관해 주세요.

【시청할 때의 주의】

이 DVD-Video를 시청할 때에는, 밝은 방에서 될 수 있는 한 멀리 떨어져서 봐 주십시오. 장시간 계속해서 시청하는 것은 삼가시고, 적당한 휴식을 취하도록 하세요.

【도서관 분들께】

60min	COLOR	한쪽면 한 층	H.264	일본어	PCM STEREO	한글자막
4:3	2 NTSC	DVD VIDEO	도서관 대출 금지		렌탈 금지	복제불가

Pre-Lesson

기본 마스터

누구든 각자의 얼굴에 고민이나 콤플렉스가 있습니다. 하지만 "태어날 때부터 이 얼굴이니까, 이미 나이를 먹었으니까."라며 포기하지 마세요. 페이스 라인을 깔끔하게 만들거나 이목구비를 뚜렷하게 만들고, 탄력 있고 윤기 나는 얼굴을 유지하는 것은 누구든 현재 나이가 어떻든 스스로 '만들고 싶은 얼굴'을 만들 수 있습니다. 그 방법이 바로 뷰티 페이스 요가입니다. 만족할 수 있는 효과를 얻기 위해 먼저 기본부터 마스터해 보세요.

'자신을 아는 것'부터
페이스 요가는 시작된다

뷰티 페이스 요가에 도전하기 전에, 먼저 해야 하는 것이 표정근 체크입니다. 방법은 정말 간단합니다. 정면뿐만 아니라 위를 바라보거나 아래를 바라볼 때의 얼굴 변화를 관찰하는 것입니다. 어떻습니까? 평소와는 다른 중력을 받는 그 얼굴이야말로 당신이 가진 '표정근력'입니다. 자기 자신을 알고 현재를 받아들여 '만들고 싶은 얼굴'로 한 걸음 내딛어 봅시다.

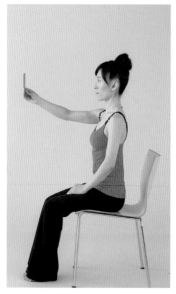

1 이것이 현재 당신의 얼굴

의자에 앉아 자세를 바로잡자. 거울을 손에 들고, 얼굴과 마주 보는 높이에서 자신의 얼굴을 관찰한다.

2 이것이 미래 당신의 얼굴

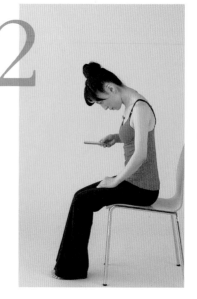

거울을 천천히 내리며 그 속도에 맞춰 자신의 얼굴도 아래를 바라보도록 하자. 거울을 얼굴 아래쪽에서 멈추고, 바로 아래를 향한 자신의 얼굴을 관찰한다.

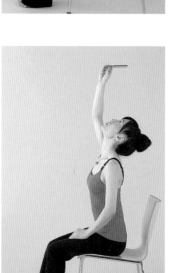

3 이것이 이전 당신의 얼굴

거울을 천천히 들어 올리며 그 속도에 맞춰 자신의 얼굴도 위를 바라보도록 하자. 거울을 머리 바로 위에서 멈추고, 바로 위를 향한 자신의 얼굴을 관찰한다. 이 얼굴을 목표로 하자.

기본 2

뷰티 페이스 요가의
효과를 높이는 3가지 룰

뷰티 페이스 요가의 효과를 높이기 위해서는 다음의 룰을 염두에 두고 실시하는 것이 중요합니다.

Rule
1

익숙해지기 전까지는 거울을 보며

뷰티 페이스 요가 시 자극하고 싶은 표정근을 확실히 움직여야 효과가 있다. 처음에는 제대로 근육을 움직이고 있는지, 불필요한 곳에 주름이 생기지 않는지 등을 거울로 확인하며 실시한다. 요가 자세의 흐름이나 요령을 파악하게 되면, 거울을 보지 않고도 할 수 있게 된다.

Rule
2

페이스 요가 시 코로 호흡

뷰티 페이스 요가에서는 호흡도 아주 중요한 요소이다. 특별한 지시가 없는 한, 기본적으로 코로 숨을 들이쉬고 내쉰다. 코로 천천히 깊게 호흡하도록 하자. 얼굴의 근육을 움직이는 것에 신경을 쓰느라 도중에 호흡을 멈추지 않도록 주의한다 (호흡의 요령이나 타이밍은 DVD에서 자세히 설명한다).

Rule
3

일단 과감하게

따라 하기에 내 자신도 놀랄만한 표정과 자세가 있지만, 절대 창피해하지 말길 바란다. 일단 과감하게 실시하는 것이 중요하다. 확실한 효과를 얻기 위해서는 표정근을 천천히 최대한으로 움직여 자극하는 것이 요령이다. 자신이 최종적으로 '만들고 싶은 얼굴'을 머릿속에 항상 이미지하며 실시하면 한층 더 빠른 효과를 볼 수 있다.

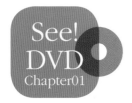

기본3

호흡법

뷰티 페이스 요가에서는 평소에 의식하지 않고 반복하는 호흡, 즉 들이마시고 뱉는 행위가 굉장히 중요합니다. 오래되고 더러워진 공기를 남김없이 내뱉고, 신선한 공기를 가득 집어넣습니다. 이 의식적인 호흡은 몸 안의 세포를 되살리고, 마음을 열어주어 페이스 요가의 효과를 한층 높여줍니다. 뷰티 페이스 요가의 기본은 호흡에 있으므로 도중에 숨을 멈추지 않고 천천히 깊은 호흡을 하도록 집중하세요.

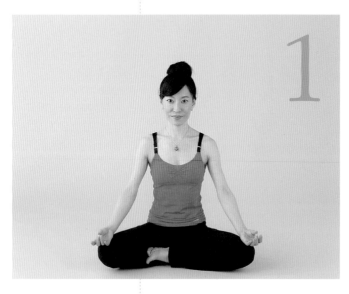

1

가부좌 자세로 릴랙스

가부좌 자세를 하고, 양손을 양 무릎 위에 얹는다. 잠시 쉬고 호흡을 정리한다.

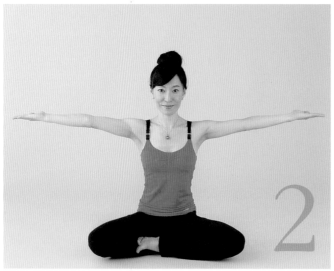

2

호를 그리듯이 손을 들어 올린다

숨을 들이마시며 손바닥을 아래로 향하게 하고 천천히 호를 그리듯이 들어 올린다. 양손이 바닥과 수평이 되는 높이가 되면 숨을 한 번 내뱉고, 들이마시며 손바닥을 위로 향하게 하여 머리 위로 들어 올린다.

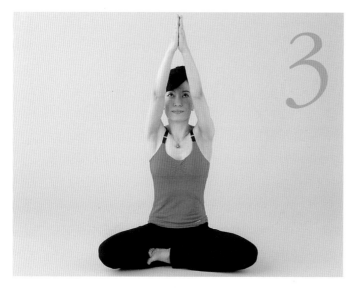

머리 위에서 손을 맞댄다

양손을 머리 위에서 맞댄다. 숨을 들이마시며 좀 더 위로 당긴다. 이때 팔꿈치는 굽히지 않도록 주의한다.

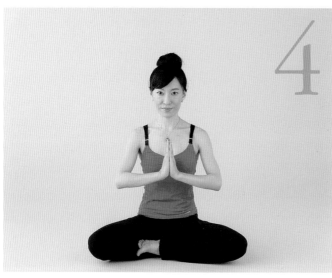

자세를 정리하고, 가슴 앞에서 합장

숨을 내뱉으며 양손을 내리고 양어깨를 힘껏 끌어당기듯이 하여 가슴을 편 다음, 자세를 정리한 후 가슴 앞에서 합장 한다.

Point

공기를 내뱉을 때에는 부정적인 생각이나 스트레스도 함께 내뱉는다는 이미지를 그린다. 코로 호흡하는 것이 어려운 사람은 익숙해질 때까지 코로 들이쉬고, 입으로 내뱉어도 좋다.

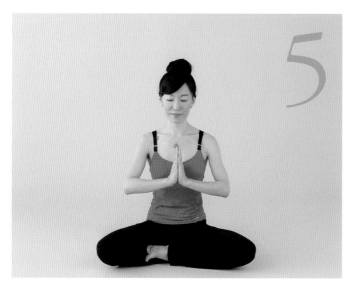

숨은 코로 들이마시고, 코로 내뱉는다

눈을 감고 입을 가볍게 다물며 코로 공기를 천천히 들이마시고 천천히 내뱉는다.

기본4

워밍업

우리는 일상생활에서도 여러 가지 표정을 짓습니다. 그러나 '표정근을 움직이는 건 간단할 거야'라고 생각하신다면 큰 오산입니다. 현대인은 보통 표정근의 20% 정도밖에 사용하지 않기 때문이지요. 그러므로 뷰티 페이스 요가를 실시하기 전에는 반드시 워밍업이 필요합니다. 워밍업은 얼굴로의 혈행을 촉진시켜 얼굴 근육의 긴장을 풀어주고 움직이기 쉬운 상태로 만들어 줍니다.

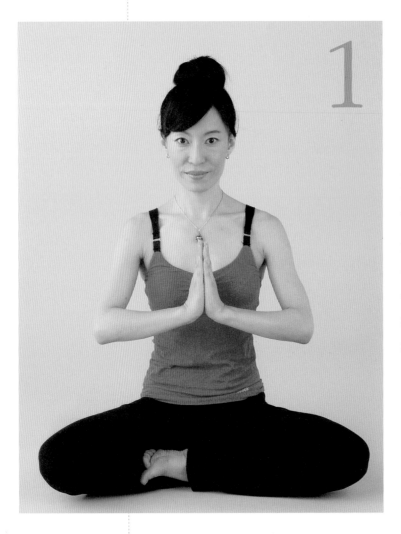

가부좌 자세로 합장

가부좌 자세를 취하고 어깨를 아래로 힘껏 잡아당기듯이 내려 가슴을 펴고, 자세를 정리한 후 가슴 앞에서 합장한다.

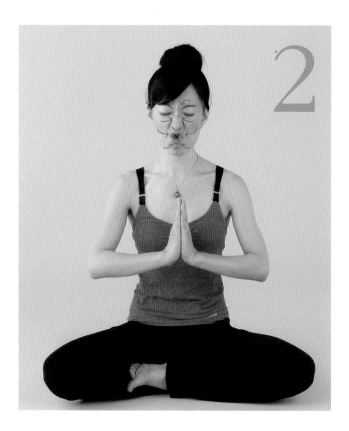

눈, 코, 입을 얼굴의 중심으로 모은다

코로 숨을 깊게 들이마신다. 얼굴은 정면을 향한 채 눈, 코, 입을 얼굴 중심으로 모으고, 한 번에 코와 입으로 숨을 내뱉는다.

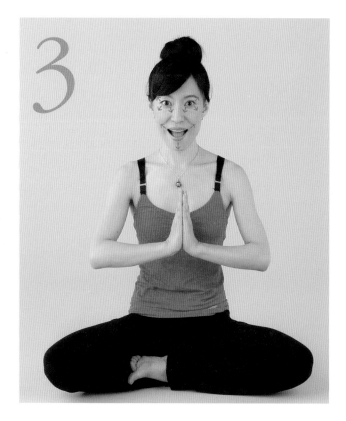

마지막에 릴랙스

눈, 코, 입을 쫙 열고, 얼굴 전체를 릴랙스한다.

자세

요가에서는 한 가지 자세를 취할 때마다 그 자세에 온전히 집중하는 것을 중시합니다. 뷰티 페이스 요가도 마찬가지입니다. 얼굴과 몸은 연결되어 있으므로 얼굴을 움직일 때에는 몸도 올바른 자세를 취해야 합니다. 전신거울을 이용하여 전신을 보며 등 근육을 늘이는 방법, 올바르게 서는 자세나 앉는 자세 등을 몸에 배게 하세요. 일상생활에서도 아름다운 자세를 유지할 수 있도록 해줍니다.

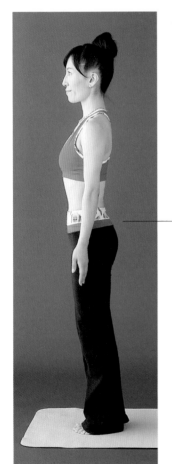

1 〈서는 자세〉
천장에 매달려 있다는 느낌으로

발뒤꿈치에 중심을 두고 가지런히 서서 아랫배에 힘을 실어준다. 어깨를 아래로 힘껏 당기듯이 하여 가슴을 펴고 등 근육을 꼿꼿이 편다. 천장에 매달려 있다는 느낌으로 머리부터 발뒤꿈치까지 연결된 선이 일직선이 되도록 의식하는 것이 중요하다.

────── **Point**

허리가 휘지 않도록 주의!

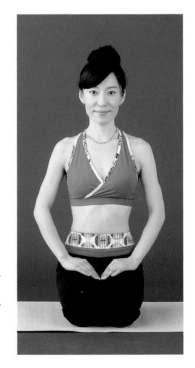

2 〈앉는 자세〉
꼬리뼈를 바닥에 꽂는다는 느낌으로

몸을 바르게 하고 앉아 어깨를 아래로 힘껏 당기듯이 하여 가슴을 펴고 등 근육을 꼿꼿이 편다. 꼬리뼈를 바닥에 꽂는다는 느낌으로 골반을 세우는 것이 포인트이다.

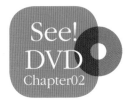

기본6

쿨 다운

뷰티 페이스 요가로 자극한 근육은 기분 좋은 긴장 상태입니다. 남은 긴장
을 풀어주어 몸과 얼굴의 혈행이나 림프의 흐름을 정리해 줍니다.

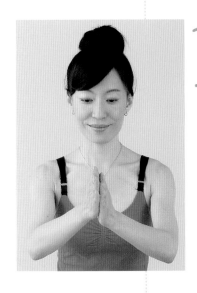

1 양손을 데운다

가부좌 자세를 하고 어깨를 아래로 힘껏 당
기듯이 하여 가슴을 펴고 자세를 정리한 후,
양손을 비벼 데운다.

2 따뜻해진 손을 얼굴에 댄다

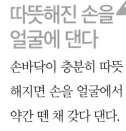

손바닥이 충분히 따뜻
해지면 손을 얼굴에서
약간 뗀 채 갖다 댄다.

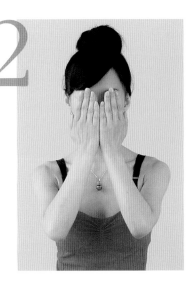

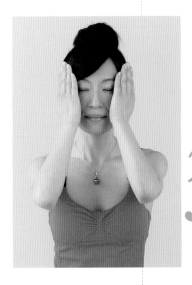

3 아래에서 위로 손을 움직일 것

코 호흡을 천천히 유지하며 세수하듯이 부
드럽게 손을 아래에서 위로 움직인다. 1~3까
지의 과정을 3회 반복한다.

전신 적용 방법은
안티에이징 & 다이어트로 더블 효과

나이가 들수록 생기는 고민은 얼굴이 처지거나 주름이 생기는 것만이 아니지요. 몸의 대사가 점점 나빠져서 살이 잘 빠지지 않게 되고, 얼마 먹지도 않았는데 살이 찐다는 느낌이 든다는 분도 계실 것입니다.

이제부터 시작할 Lesson 1~3은 얼굴에 관한 프로그램이지만, Lesson 4의 전신 적용 방법은 얼굴뿐만 아니라 몸 전체를 위한 프로그램입니다. 처음엔 앉은 자세, 다음으로는 선 자세를 소개합니다. 전신으로 실시하기 때문에 효과도 배로 늘어납니다. 혈행 촉진이나 몸의 대사도 늘어나 안티에이징과 다이어트의 더블 효과를 기대할 수 있습니다.

DVD를 보며 함께해 보시는 걸 추천합니다. 손이 올라가지 않을 때는 무리하지 말고 할 수 있는 만큼만 올려도 상관없습니다. 주위 물건에 손이 부딪히지 않는 장소에서 발이 미끄러지지 않도록 한 후(갖고 계시다면 요가 매트를 깔아 주세요.) 시작하세요. 몸도 얼굴도 상쾌하게 해지는 기분을 느낄 수 있을 거예요.

깜짝 놀란 미소

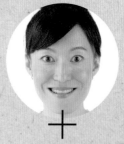

야자나무 자세

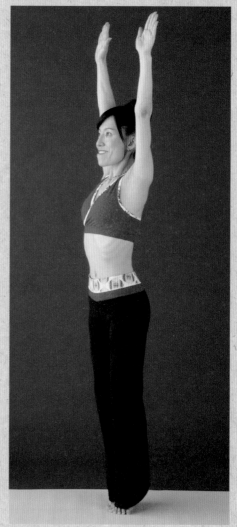

<야자나무 자세>와 <깜짝 놀란 미소>를 함께하는 자세는 엉덩이 세이프와 대사 증진, 피부 미용과 얼굴 리프트 업을 촉진하는 다재다능한 자세(p.76)

Lesson1

작은 얼굴을 만드는 방법

부기나 처짐은 작은 얼굴의 큰 적! 얼굴의 여러 부분을 다이내믹하게 움직이고, 목덜미에 자극을 주어 림프의 흐름을 부드럽게 해주면, 얼굴 전체가 리프트 업 되어 탄력 있고 날렵한 페이스 라인을 만들 수 있습니다.

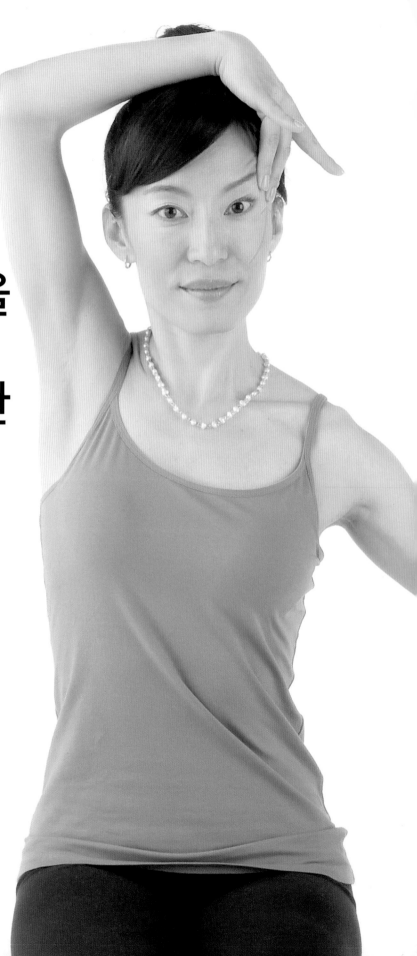

처진 얼굴을
끌어올려
작고 날렵한
얼굴로

작은 얼굴 *Pose1*

관자놀이 리프트

이 자세는 손가락을 이용하여 관자놀이 부분을 끌어올리는 자세로, 근육을 늘리고 목의 림프 흐름을 촉진하며 눈꼬리와 볼을 업 시켜 페이스 라인이 뚜렷해 지는 데 도움이 됩니다. 귀밑샘의 림프가 정체되어 만지면 아픈 사람도 〈관자놀이 리프트〉를 실시하면 림프액이 시원하게 흐르게 됩니다.

문장 중의 왼쪽, 오른쪽 표기는 책의 지면을 향한 왼쪽, 오른쪽을 나타냅니다.

1

가슴을 펴고
자세를 정리한다

숨을 들이마시며 오른손
을 45도 정도 사선으로
들어 올린다. 왼손을 올
리고 숨을 내뱉으며 팔
꿈치를 굽혀 약지를 눈꼬
리에, 중지를 관자놀이에
둔다.

Check!
목의 림프도 시원하게

요가를 실시하기 전에,
귀 아래쪽에 있는 움푹
한 곳을 손가락으로 눌
러보세요. 딱딱하거나
통증이 있는 경우에는
<관자놀이 리프트>를
실시한 후 다시 한 번
체크해 보세요. 깨끗하
게 통증이 없어졌을 거
예요.

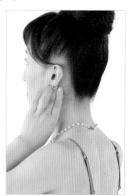

Point

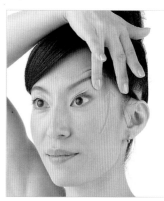

처음에는
약지부터

먼저 왼손 약지를 눈
꼬리에 올리고, 가볍
게 잡아 올린다.

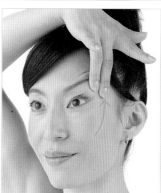

다음엔 중지로

중지를 관자놀이에
올리고, 두 개의 손가
락으로 가볍게 잡아
올린다.

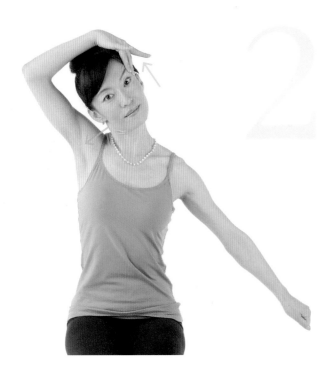

머리를 왼쪽으로 기울여 오른손과 일직선이 되도록

몸은 그대로 유지하고, 천천히 코로 숨을 내뱉으며 목만 왼쪽으로 기울인다. 그 다음에 오른손은 주먹을 쥔다.

오른손의 손가락을 펴 근육을 자극

숨을 들이마시고 내뱉으며 오른손 엄지손가락을 편다. 같은 요령으로 검지손가락을 편 후, 마지막으로 새끼손가락을 편다.

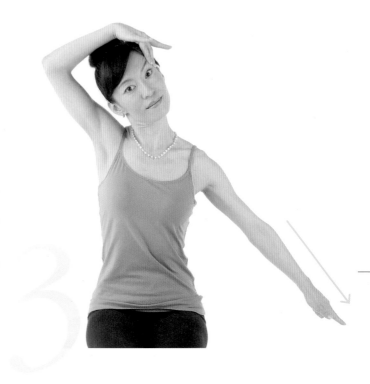

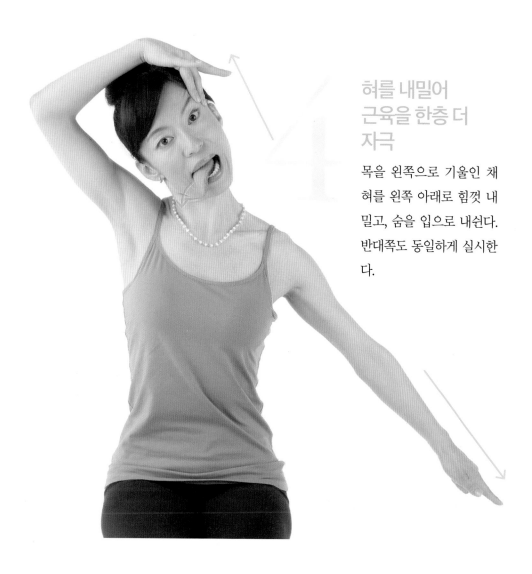

혀를 내밀어 근육을 한층 더 자극

목을 왼쪽으로 기울인 채 혀를 왼쪽 아래로 힘껏 내밀고, 숨을 입으로 내쉰다. 반대쪽도 동일하게 실시한다.

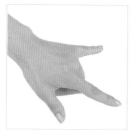

손가락을 하나씩 순서대로 편다.

주먹 쥔 손의 손가락을 엄지, 중지, 새끼손가락 순으로 편다.

Point

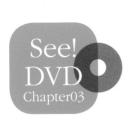
See!
DVD
Chapter03

처진 입꼬리 ,
없어질 것 같은
턱 라인 Good Bye

1

입꼬리를
끌어올린다

코로 숨을 들이쉬며
아랫입술을 윗입술 위
에 가볍게 겹쳐 놓고,
입꼬리를 힘껏 끌어올
린다.

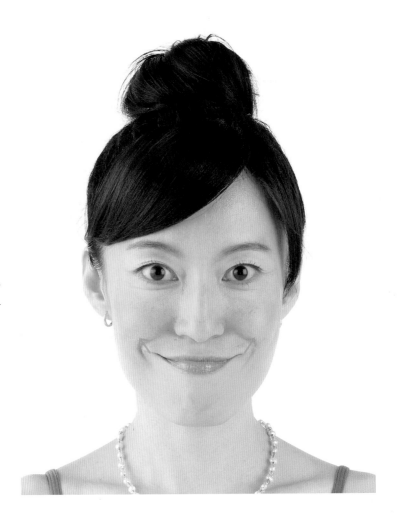

작은 얼굴 *Pose2*

나폴레옹 피시의 얼굴

입꼬리의 처짐을 예방하고 해소해 주는 자세입니다. 입꼬리를 끌어올리는 동작으로 턱도 끌어올려지므로 턱 라인을 날렵하게 만들어 줍니다. 목덜미도 적당히 자극하여 머리부터 데콜테(얼굴 밑 목부터 어깨, 쇄골, 가슴 윗부분까지 이르는 곳) 라인까지 아름답게 정리해 줍니다.

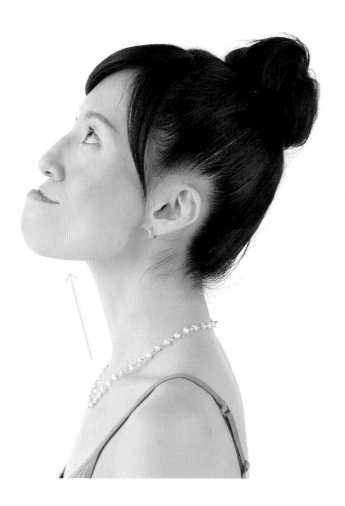

목을 늘인다는 느낌으로

숨을 내뱉으며 목을 늘인다는 느낌으로 살짝 얼굴을 위쪽으로 들고, 목이 늘어나는 느낌을 느끼며 그대로 자세를 유지한다. 숨을 들이쉬고 내뱉으며 원래의 얼굴로 되돌리고 릴랙스한다.

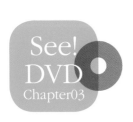

얼굴과
데콜테 라인을
날렵하게

혀를 삼각형으로 만들어 힘껏 내민다

어깨를 아래로 힘껏 당기듯이 하여 가슴을 펴고 자세를 정리한다. 코로 숨을 들이마시며 입을 크게 벌리고 혀를 힘껏 앞으로 내민다. 혀를 삼각형 모양으로 뾰족하게 할 것.

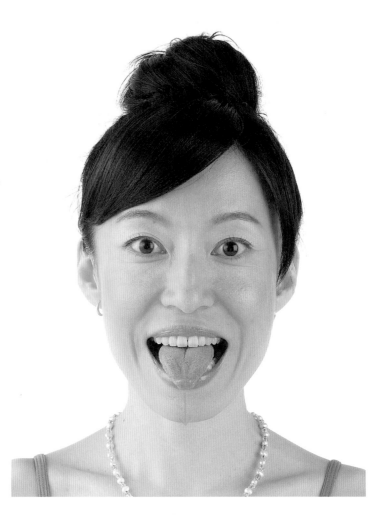

Point ———

작은 얼굴 *Pose 3*

삼각 혀

이중 턱은 페이스 라인을 희미하게 만들고 얼굴도 커 보이게 하지요. 혀를
의식하며 힘껏 밀어 올림으로써 턱 라인을 정리하고 얼굴 전체를 리프트 업
하는 동작을 해 보세요. 혀도 '설근'이라고 불리는 근육입니다. 혀를 사용함
으로써 속 근육(Inner Muscle)도 단련해 보세요.

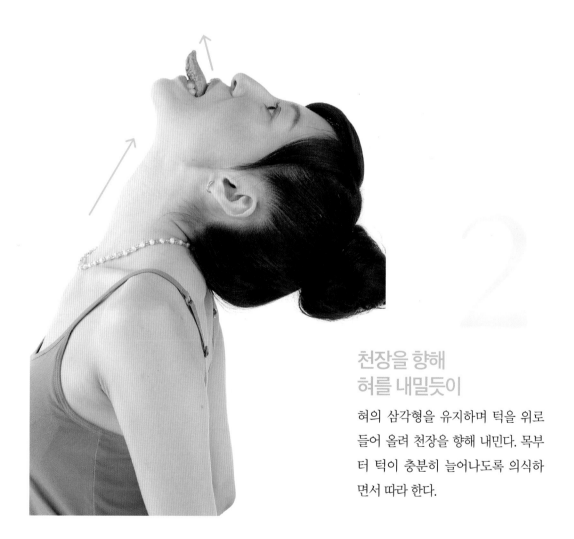

천장을 향해
혀를 내밀듯이

혀의 삼각형을 유지하며 턱을 위로
들어 올려 천장을 향해 내민다. 목부
터 턱이 충분히 늘어나도록 의식하
면서 따라 한다.

할 수 있는 사람은 코 호흡

될 수 있는 한 코로 호흡하고 만약 코 호흡이 어렵다면 코로 들이마시고 입으로 내뱉는다.

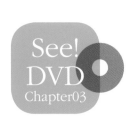

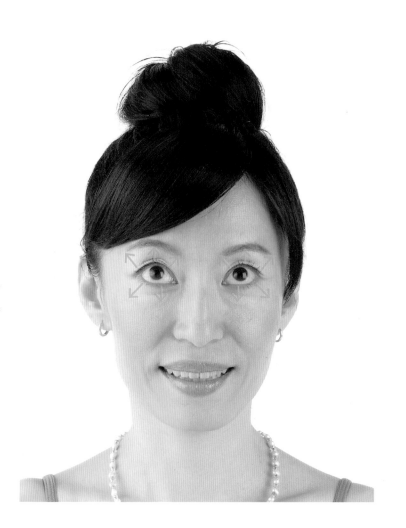

혀를 내밀며
필요 없는 것을
디톡스

눈을
크게 뜬다

코로 숨을 깊게 들이
마시며 눈썹을 올리지
않은 상태에서 눈을
크게 뜨고 시선을 약
간 위로 올린다.

Point

작은 얼굴 *Pose 4*

메롱 표정

입을 크게 벌리고 혀를 힘껏 내밀어 몸과 마음에 남은 나쁜 것들을 전부 토
해낸다는 느낌으로 실시합니다. 내장의 긴장을 완화하고 대사를 원활하게
하기 때문에 부기를 해소하거나 디톡스에도 효과가 있습니다.

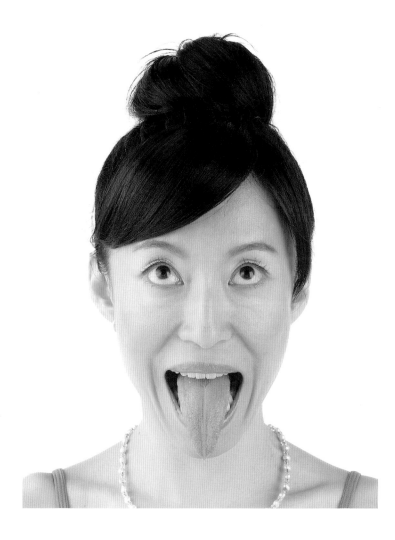

한 번에
혀를 '메롱'

혀를 힘껏 내밀고 입
으로 길게 숨을 내뱉
는다.

감정도 한 번에 토해내는 느낌으로

숨을 내뱉으며 내 안에 쌓인 스트레스나 부정적인 감정도 전부 토해낸다는 느낌으로 실시한다.

See!
DVD
Chapter03

얼굴에서 가슴까지
셰이프 & 리프트 업

먼저 입꼬리를 올린다

어깨를 아래로 힘껏 당기듯이 하여 가슴을 펴고 자세를 정리한다. 입을 가볍게 벌리고 입꼬리를 올린다.

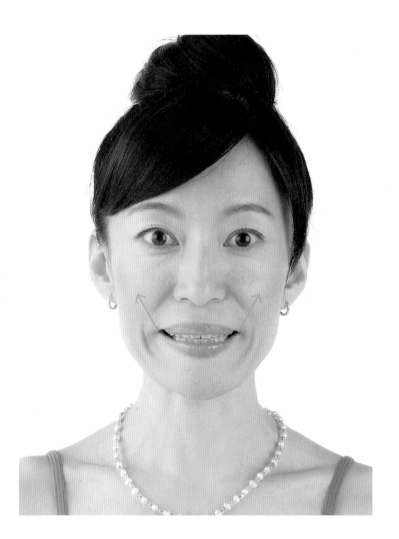

Point

작은 얼굴 *Pose 5*

히히히

'히히히' 하고 소리를 내며 입으로 숨을 내뱉고 리드미컬하게 가슴에서 목까지의 근육을 끌어올립니다. 이 동작은 페이스 라인이 날렵해지고, 목부터 어깨까지의 라인이 뚜렷해지며 가슴까지 리프트 업 되는 놀라운 효과가 있습니다.

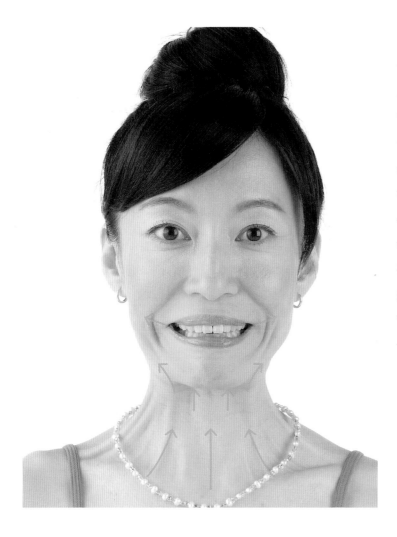

목의 근육이 눈에 보일 정도로 끌어올린다

'히히히' 하고 소리를 내며 입으로 짧은 숨을 내뱉고 가슴에서 목까지의 근육을 끌어올린다. '히' 하는 순간에 목의 근육이 눈에 보이는지 의식하며 3회 반복하고 1회 휴식한다. 이 동작을 10번 반복한다.

어깨가 움직이지 않도록 주의

어깨를 올리지 않고 목의 근육을 세운다.

다카츠 후미코의
언제든 어디서든 요가 생활

저는 요가를 시작한 지 35년이 넘었습니다. 요가는 몸(Body)과 마음(Mind), 영혼
(Spirit)=BMS의 균형을 잡기 위해 없어서는 안 될 생활이 되었습니다.
(BMS는 Extra Lesson(p.85)에 자세히 소개되어 있습니다)

헬스장에 빠져 있을 때는 헬스장에 가지 않으면 초
조해지고… 원래 굉장히 좋아했던 운동이 어느새
'꼭 해야만 하는 것'의 한 가지가 되어 버리고 말았
습니다. 그렇게 되면 몸(Body)에는 좋을지 몰라도
마음(Mind)에는 좋지 않습니다. BMS의 균형이 무너
지고 마는 것이지요. 그에 비해 요가는 언제든 어디
서든 도구가 없어도 할 수 있습니다. '꼭 해야만 한
다'는 얽매임도 없습니다.

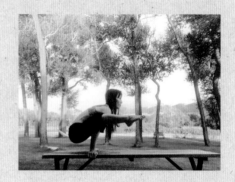

예를 들어 아침에 일어나자마자 요가를 하는 것은
몸이 상쾌해져 기분을 좋게 하고, 점심에 거실에서
노래를 들으며 갑자기 요가를 시작하는 것은 어쩐
지 찌뿌둥한 몸에 활력을 줍니다. 제가 언제든 어디
서든 요가를 하는 이유는 몸이 요가를 원하고 있기
때문입니다.

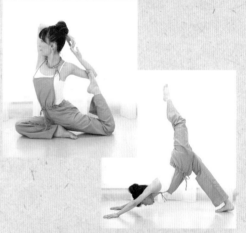

요가 자세에 의식을 집중하면, 몸과 대화를 할 수
있습니다. 대체적으로 마음에 걸리는 일이 있을
때에는 몸이 쭉 늘어나지 않거나 몸을 늘이는 방법
이 다른 때와는 다르다고 느껴집니다. 그리고 균형
이 잘 잡히지 않을 때는 마음이 초조할 때입니다.
심신의 현재 상태를 깨닫게 해 주는 것이 요가인 셈
이지요.

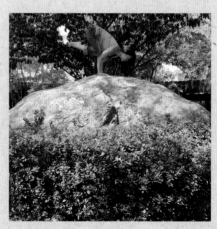

Lesson2

피부 미용을
위한 방법

이번 장은 얼굴 전체의 혈행과 림프의 흐름을 촉진해 피부의 신진대사를 높이고 윤기와 탄력을 되돌려, 피부 미용 효과를 높이는 뷰티 페이스 요가 레슨입니다. 아침에 하면 화장이 잘 받고, 자기 전에 하면 하루 동안의 피부 긴장을 완화해 줍니다.

눈가를 뚜렷하게,
눈가의 탄력 UP

1

눈 아래부터 팔자주름을 펴는 느낌으로

코로 숨을 들이마시고 천천히 숨을 내뱉으며 호흡을 정리한다. 얼굴은 정면을 향하고 입을 '오' 모양으로 만든다.

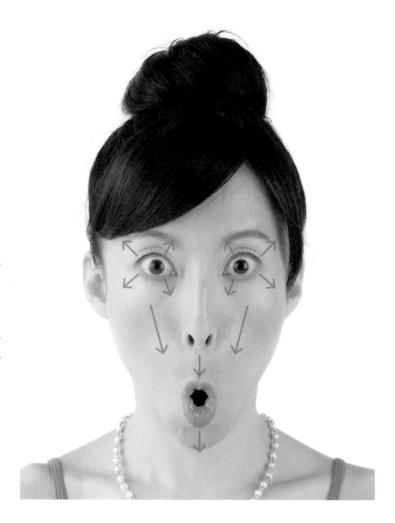

팔자주름이 늘어나는 것을 느끼며
팔자주름이 충분히 늘어나도록 확실하게 코 아랫부분을 늘려줄 것.

피부 미용 *Pose1*

뭉크의 얼굴

이 동작은 얼굴 전체의 혈행을 원활하게 하여 확 밝아진 피부로 되돌려 줍니다. 눈썹, 눈, 코, 입 각 부분에 탄력이 생기고, 특히 눈이 커지는 효과와 눈가도 뚜렷하게 해주는 데 도움이 됩니다. 요령이 생길 때까지는 거울을 보며 따라해 주세요.

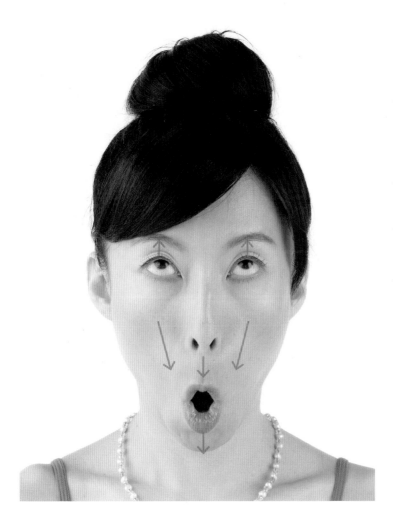

얼굴을 힘껏 세로로 늘인다는 느낌으로

'오' 모양을 유지하며 그대로 시선만 위를 향한다. 창 피해하지 말고 힘껏 얼굴을 늘려보자. 이마에 주름이 생기지 않도록 숨을 멈추지 말고 천천히 코로 자연스럽게 호흡한다.

2

Point

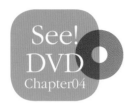

볼을 부풀려
팔자주름을 리셋

피부 미용 *Pose2*

복어 얼굴

노안의 대명사인 팔자주름을 예방하고 피부의 탄력을 되돌려주는 동작입니다. 근육 안쪽으로부터 작용하여 볼을 기분 좋게 자극하고 옅은 핑크빛으로 빛나게 해줍니다.

1

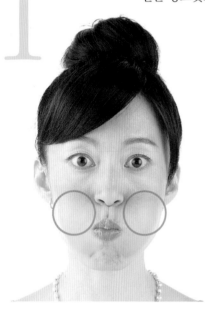

입을 풍선과 같이
부풀린다

코로 숨을 들이마시고 천천히 숨을 내뱉으며 호흡을 정리한다. 입술을 꽉 다물고, 코로 숨을 들이마셔 입 안에 공기를 머금는다.

2

오른쪽만 부풀린다

코로 숨을 내뱉으며 입 주변과 볼의 근육을 사용하여 볼의 공기를 오른쪽으로 이동시킨다.

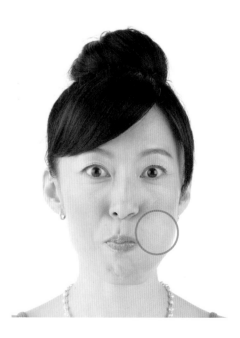

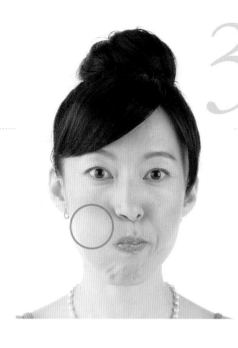

왼쪽만 부풀린다

코로 숨을 들이마시고 코로 숨을 내뱉으며 볼
의 공기를 왼쪽으로 이동시킨다.

코 아랫부분만 부풀린다

입의 근육을 확실히 사용하여 코로 숨을 내뱉
으며 볼의 공기를 코 아랫부분으로 이동시킨다.

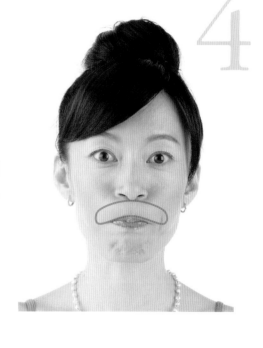

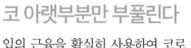

턱만 부풀린다

숨을 들이마시고 코로 숨을 내뱉으며 공기를
아래쪽으로 이동시킨다. 마지막으로 숨을 들이
마시고 다시 한 번 볼 전체를 부풀린다.

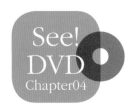

탱탱하고 섹시한 입술 만들기

피부 미용 *Pose3*

뽀뽀해주세요

입술을 쭉 내미는, 평소에는 잘 하지 않는 동작입니다. 이 동작은 입 주변의 근육을 자극하고 입가를 조여 주어, 입술의 혈행을 좋게 하기 때문에 윤곽이 뚜렷하고 탱탱한 젊은 입술을 만들어 줍니다.

1

입을 작게 오므린다

얼굴은 정면을 향하고 코로 숨을 들이마시며 입술을 오므려 동그란 원을 만든다.

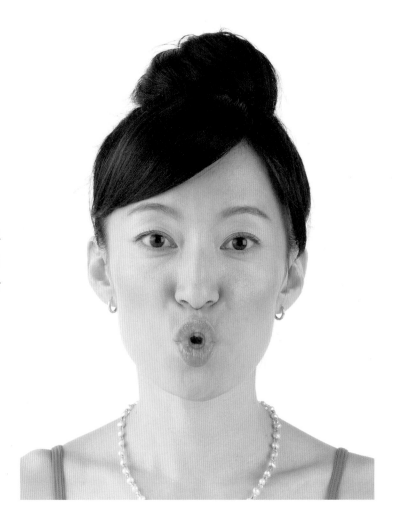

Point

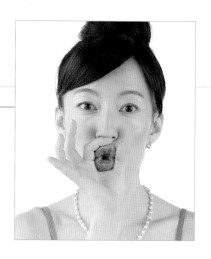

입꼬리를 중앙으로 모은다는 느낌으로

입꼬리를 중앙으로 모아 입술로 작은 원을 만든다.
크기는 엄지와 검지로 만든 원 안에 들어가는 정도이다.

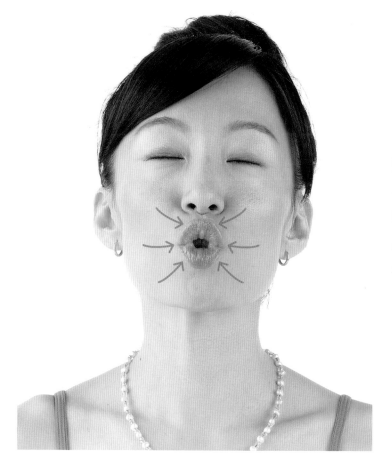

뽀뽀를 부탁하는 이미지로

천천히 눈을 감고 입술을
동그랗게 오므려 내민다.

2

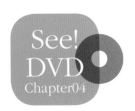

피부의 번들거림을 억제하고 깨끗하고 윤기 나는 피부로

피부 미용 *Pose4*

본의 아니게 엣!?

이 동작은 잘 움직이지 않는 이마에 자극을 줍니다. 얼굴 전체의 혈행이 좋아지기 때문에 이마의 번들거림이나 여드름을 억제하여 건강한 피부로 만들어 줍니다. 특히 눈썹의 좌우 위치가 언밸런스한 사람에게 추천하는 동작입니다.

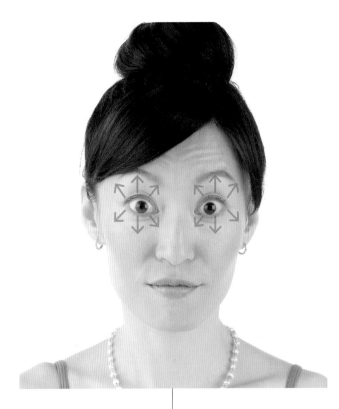

1

눈썹을 힘껏 끌어올린다

눈을 크게 뜨고, 눈썹을 힘껏 끌어올린다.

Point | 주저하지 말고 대담하게
이마에 주름이 생겨도 신경 쓰지 말고 힘껏 끌어올리는 것이 요령이다.

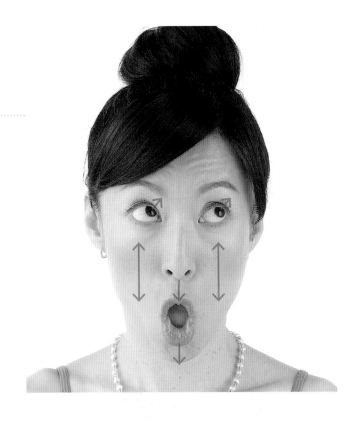

2

이해할 수 없을 때 '엣!?' 하는 느낌으로

납득할 수 없을 때의 '엣!?' 하는 얼굴을 만든다. '엣' 하고 소리를 내며 숨을 내뱉고, 시선은 오른쪽 윗부분을 향한다.

반대쪽도 동일하게

2번 동작을 유지한 채로 시선을 왼쪽 위로 향한다. 입은 움직이지 않도록 주의한다.

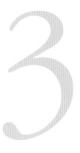

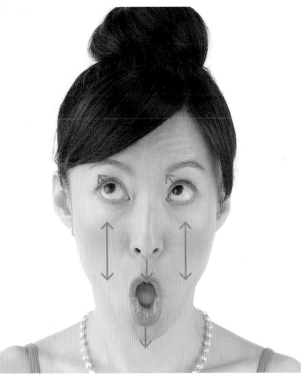

기미와 주름에
효과 만점

피부 미용 *Pose5*

깜짝 놀란 미소

볼의 탄력을 주고 기미&주름에도 효과가 있는 동작입니다.
볼의 리프트 업 효과로 탄력 있고 입체적인 얼굴을 만듭니다.

1

입꼬리 업이
기본

숨을 들이마시고 눈을
크게 뜬 채 입꼬리를
힘껏 끌어올린다.

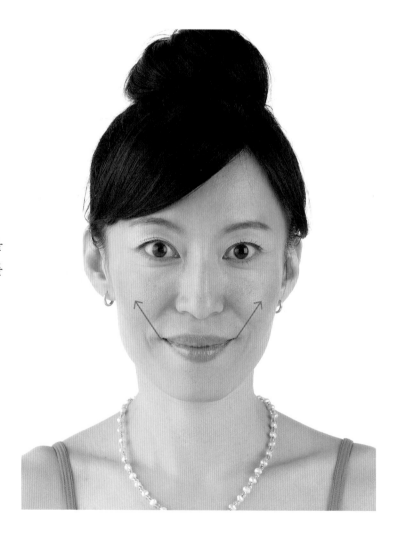

Point

제대로 끌어올리기가 힘든 사람은 손가락을 이용

엄지, 검지로 원을 만들고 경단을 만들듯이 볼에 댄 채로 볼을 끌어올려도 좋다. 리프트 업 효과를 한층 더 실감할 수 있다.

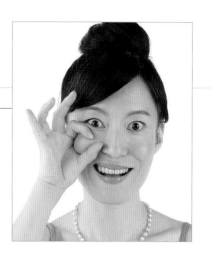

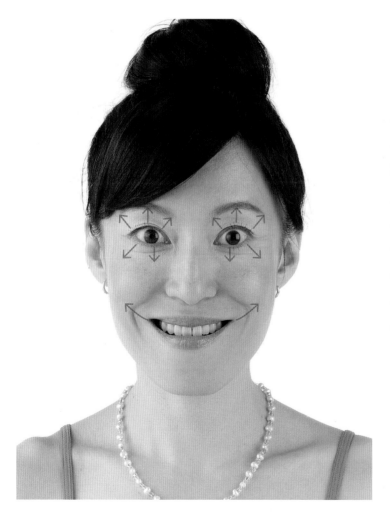

윗입술로
이를 누르는 것과
같은 느낌으로

입꼬리를 끌어올린 채 입을 옆으로 벌린다. 윗니가 보이도록 윗입술을 이에 바짝 대고 그 형태를 유지한 채로 볼을 끌어올린다.

2

항상 함께하는
뷰티 프렌드

제가 애용하고 있는 롤러를 소개할게요. 잠시 틈이 생기는 시간에 마사지해 주는 것만으로
간단하게 얼굴을 셰이프 해주는 제품입니다.

항상 함께, 셰이프 리프트 롤러

일하는 중에 틈이 나거나 이동 시간, 긴 대기 시간 등
생활 속에서 실제로 피부를 관리하거나 몸을 움직일
수 있는 시간은 충분합니다. 멍하게 있는 시간, 컴퓨터
를 노려보고 있는 시간 그런 시간에 편리하게 쓸 수 있
는 것이 이 셰이프 리프트 롤러입니다.

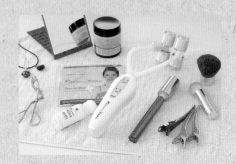

셰이프 리프트 롤러(트윈 롤러, 진동기능, LED등 탑재)

저는 촬영할 때 메이크업을 받기 전이나 도중, 피곤
할 때 잠시 마사지를 하곤 합니다. 1분간 6000회라는
진동이 기분 좋게 느껴지고, 혈행이나 림프의 흐름도
좋아져 부기를 해소하는 데도 효과적입니다. 얼굴의
근육이 풀려 움직임이 부드러워지는 것도 뷰티 페이
스 요가를 하는 데 있어서는 안성맞춤입니다. 그리고
무엇보다 좋은 것은 '한 손으로 좌우 양방향, 동시에
표정근 트레이닝을 할 수 있는 것'입니다. 몸도 얼굴도
마음도 밸런스 좋게 정리되면 좋겠습니다.

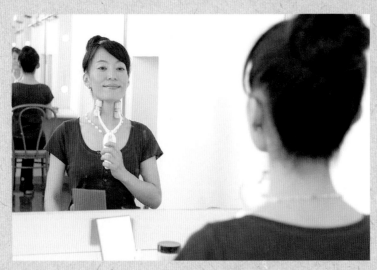

일하는 중의 짧은 시간에도 사
용할 수 있으므로 손에서 놓을
수가 없습니다.

Beauty Face Yoga

Lesson3

즉시 효과 !
페이스 리커버리

"얼굴의 근육을 움직이면 기분이 좋지만 다른 사람들 앞에서 하기는 좀……."이라는 생각을 하신다면 안심하세요. 언제든, 어디서든 할 수 있는 자세가 있습니다. 사무실이나 출퇴근 지하철 안, 화장실, 목욕 중 등 잠깐의 자투리 시간을 이용하여 고민과 트러블을 관리해주는 즉시 효과 피부 미용 방법을 소개합니다.

※ Lesson 3은 이 책에만 있는 방법으로, DVD에는 수록되어 있지 않습니다.

피곤한 눈을 뚜렷하게 만드는 눈매 미인

와이퍼와 같은 눈 움직임

안구를 직접적으로 자극하고 피곤한 눈에 에너지를 주어 검은 눈동자는 뚜렷하게, 흰 눈동자는 깨끗하게 만들어 줍니다.

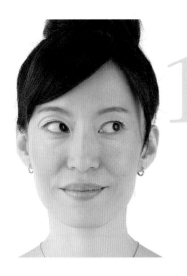

1 눈동자만 움직이는 것이 요령

얼굴은 정면을 향한 채, 눈썹은 올리지 않고 눈만 크게 뜨며 양쪽 눈을 오른쪽으로 이동시킨다.

눈을 천천히 이동시킨다 2

얼굴은 움직이지 않고, 눈만 천천히 중앙 윗부분으로 이동시킨다.

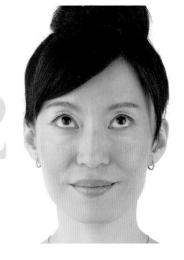

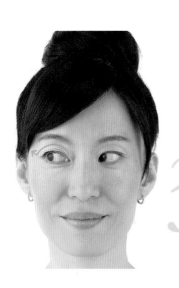

3 왼쪽으로 이동했다면, 다시 오른쪽으로

다시 눈을 천천히 왼쪽으로 이동시킨다. 와이퍼처럼 다시 천천히 눈을 위로, 위에서 오른쪽으로 이동시킨다. 이 움직임을 몇 번 반복한다.

깔끔한 눈매로 표정 미인

즉효 *Pose2*

쌍안경 자세

눈꺼풀의 근육을 자극하여 처짐을 예방하고
눈매를 깔끔하게 만들어 표정을 밝고 풍부하게 해줍니다.

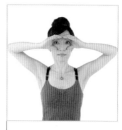

Point

양팔의 높이도 포인트
양 팔꿈치를 바닥과 수평이
되도록 들어 올리는 것이 요령.

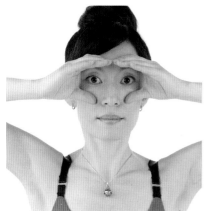

1

검지로
이마와 미간 사이의 주름을 막는다

양손의 검지를 눈썹 위에 대고 이마를 끌어내려 미
간에 주름이 잡히지 않도록 가볍게 좌우로 당긴다.
눈 아래쪽은 엄지로 잡아준다.

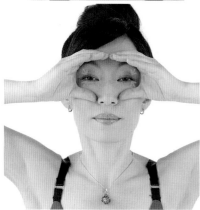

2

눈부신 빛을 본 듯한
느낌으로

눈을 작게 뜨고 쌍안경을 들여다보는 것처럼 자세
를 취한다.

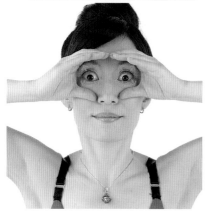

3

눈을 의식하고 크게 뜰 것

눈을 크게 뜨고 릴렉스한다. 1~3의 과정을 몇 번 반
복한다.

입꼬리 업으로 최상의 미소를

맛있는 얼굴

입꼬리 처짐을 예방하고, 이미 처진 데에 도움이 됩니다. 입꼬리가 잘 올라
가게 되어 호감도를 높이는 아름다운 미소를 만들 수 있습니다.

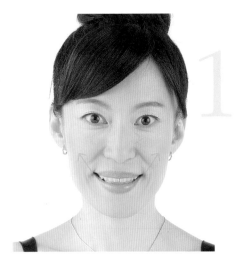

1 자신의 가장 아름다운 웃는 얼굴을 상상한다

얼굴은 정면을 향한 채 입꼬리를 올리고 이를
보이며 싱긋 웃는다.

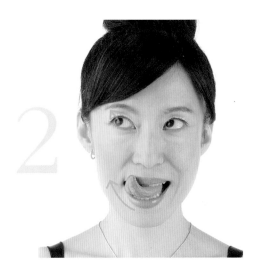

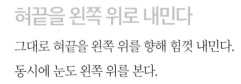

혀끝을 왼쪽 위로 내민다

그대로 혀끝을 왼쪽 위를 향해 힘껏 내민다.
동시에 눈도 왼쪽 위를 본다.

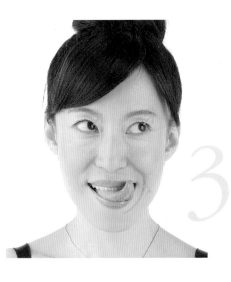

3 혀끝을 오른쪽 위로 내민다

혀끝을 오른쪽 위를 향해 힘껏 내민다.
동시에 눈도 오른쪽 위를 본다.

디톡스 효과 UP

즉효 *Pose4*

카멜레온 혀

혀를 내미는 동작으로 인해 림프의 흐름이 좋아져 몸속 나쁜 물질을 디톡스
하고, 기분도 긍정적으로 바뀝니다.

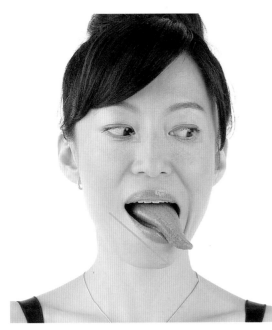

1

'더 이상 내밀 수 없겠다'
싶을 정도로 혀를 내밀어 본다

입을 약간 크게 벌린다. 혀끝을 뾰족하게
하고 오른쪽 아래 방향으로 힘껏 내민다.
동시에 시선도 오른쪽 아래로 한다.

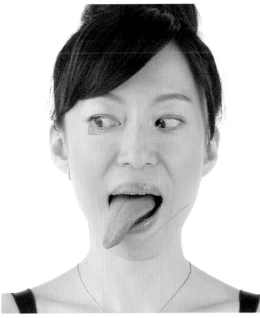

2

혀에 정신을 집중하고

다음으로는 혀끝을 뾰족하게 하고 왼쪽
아래 방향으로 힘껏 내민다. 동시에 시
선은 왼쪽 아래로 향한다.

혈색을 밝게 , 표정도 밝게

아이우에오

"아,이,우,에,오"라고 발음하면 여러 표정근이 동시에 자극되므로 얼굴 전체
의 혈행이 좋아지고 얼굴색이 깨끗하게 밝아집니다.

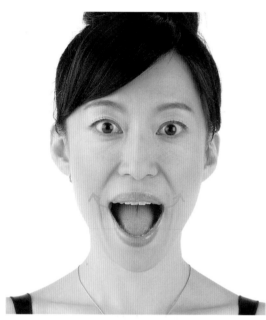

1

눈을 크게 뜨고 실시

"아"는 얼굴의 근육을 상하로 늘인다는
이미지로 입을 크게 벌린다.

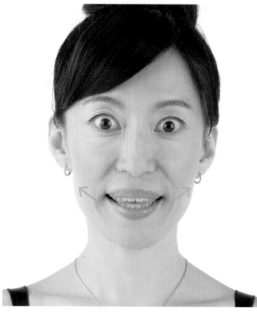

2

볼을 리프트 업하는
이미지로

"이"는 입꼬리와 볼의 근육을 끌어올린
다고 상상하며 입을 옆으로 벌린다.

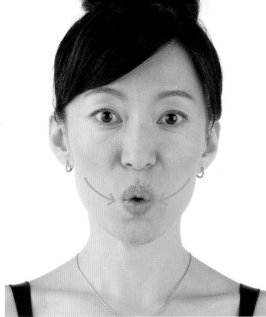

3

턱에서 귀까지의
페이스 라인을 의식하며

"우"는 턱과 귀에 걸친 근육과 입 주변의 근육을 의식하며 입을 뾰족하게 한다.

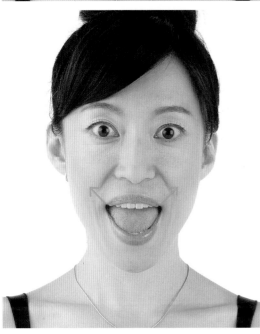

4

"아"와 다른 점을 의식하며

"에"는 입을 상하로 벌리고 입꼬리를 조금만 올리는 느낌으로 실시한다.

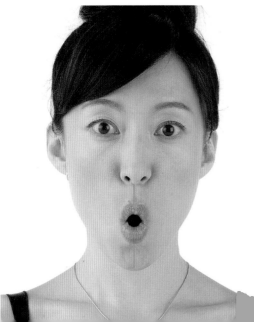

5

"우"와 다른 점을 의식하며

"오"는 입을 동그랗게 벌리고 놀란 듯한 표정으로 발음하며 얼굴 전체의 근육을 늘인다.

페이스 요가로 인생을 바꾸자!

다카츠 후미코의 월드 와이드 액티비티!

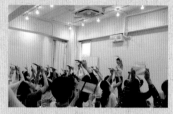

페이스 요가를 가르친 지 10년, 그 사이 제 인생은 다양하게 변화했습니다. 미국으로 이주하고 결혼, 임신, 출산 그리고 현재는 한창 육아 중입니다. 지금까지 계속해 온 페이스 요가 활동은 현재 국경이나 언어를 초월해 전 세계에 널리 퍼져, 제 웹사이트에 등록된 멤버만 해도 2,500명(세계 100여 개국)이 되었습니다. 스탭도 미국, 아르헨티나, 포르투갈 등 국제적인 멤버가 모이기도 했습니다.

이 활동에서 실감하고 있는 점이 있다면, 그것은 페이스 요가를 하고 있는 모든 사람들이 단지 '얼굴을 움직이는 것'만으로 인생이 바뀐다는 것입니다! 저는 많은 사람들이 페이스 요가를 함으로써 표정에 생기가 돌고, 생각이나 삶의 방식, 인생까지도 긍정적으로 변화하는 기적을 체험하길 바랍니다. 이 책을 읽어주신 모든 분, 페이스 요가의 동료가 되어 인생을 바꿔봅시다!

Change Your Face! Change Your Life!

다카츠 후미코 페이스 요가 웹사이트(영어) http://faceyogamethod.com

다카츠 후미코 멤버십 프로그램(영어) http://bit.ly/1Nh8CuC

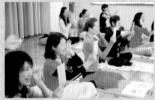
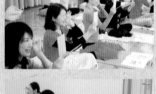

일본에서 페이스 요가 선생님이 되기 위해서는?

일본 최대 요가 포털 사이트 <요가 제너레이션> 주최의 지도자 양성 강좌 (4일간)를 수료하면, 페이스 요가의 창시자 다카츠 후미코가 인정하는 인스트럭터가 될 수 있습니다. 페이스 요가 인스트럭터는 일본 전국뿐만 아니라 세계에서도 활약 중입니다. 요가 선생님이 아닌 자기 자신을 위하여 페이스 요가를 습득하기 위한 목적으로도 접수받고 있습니다.

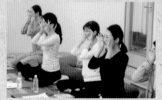

주최: 요가 제너레이션(http://www.yoga-gene.com)

페이스 요가 지도자 양성강좌 개요 http://yoga-gene.com/workshop/13031. html#content

일본의 페이스 요가 레슨 검색은?

페이스 요가 협회 인터내셔널(http://kaoyoga.com/) 에서 소속 인스트럭터의 담당 지역을 검색하시면 됩니다. http://kaoyoga.com/instructor

<페이스 요가 협회 인터내셔널>은 페이스 요가 창시자 다카츠 후미코가 주장하는 'Change Your Face! Change Your Life!'를 모토로 페이스 요가를 안전하고 효과적으로 지도할 수 있는 인스트럭터를 양성하고 있습니다.

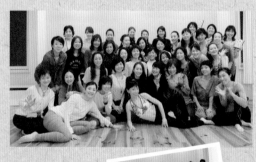

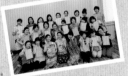

 얼굴 요가 협회 인터내셔널

Lesson4

앉아서 또는 서서 하는
전신 페이스 요가

뷰티 페이스 요가는 얼굴의 표정근을 집중적으로 단련
하는 방법입니다. 작은 얼굴과 아름다운 피부를 목표로
신경 쓰이는 부분을 중점적으로 자극해주면 도움이 됩
니다. 그 효과를 한층 더 높여주는 것이 전신 적용 방법
인데 뷰티 페이스 요가와 요가 자세를 조합함으로써 전
신의 근육을 자극하여 혈행을 촉진하기 때문에 한층 더
빠르게 목표 달성을 이루게 해줍니다.

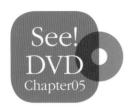

목을 자극하여
최강 리프트 업

See! DVD Chapter05

앉는 *Pose1*

관자놀이 리프트 드래곤 버전

눈꼬리 주름 예방이나 페이스 라인의 리프트 업에 효과적인
'관자놀이 리프트'에 '드래곤' 손의 움직임을 더함으로써,
목의 혈행과 림프의 흐름을 촉진시켜 리프트 업 효과를 높입니다.

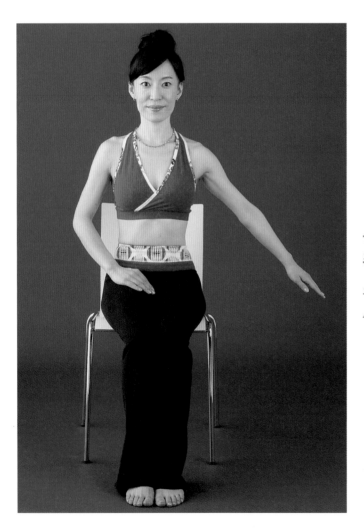

1

등 근육을
쭉 늘이고

의자에 걸터앉아 오른손을
45도까지 올린다.

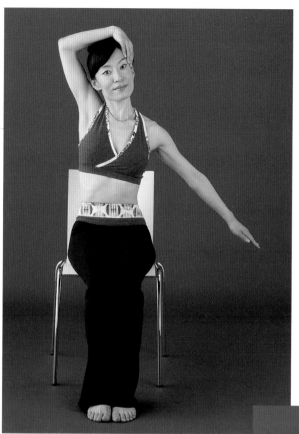

2

손가락 2개를 관자놀이에

왼손의 약지를 눈꼬리에, 중지를
관자놀이에 올린다.

3

고개를 왼쪽으로 기울이고,
오른손은 주먹을 쥔 채

몸은 그대로 유지하고 천천히 숨을 내
뱉으며 고개만 왼쪽으로 기울이고 오른
손은 주먹을 쥔다.

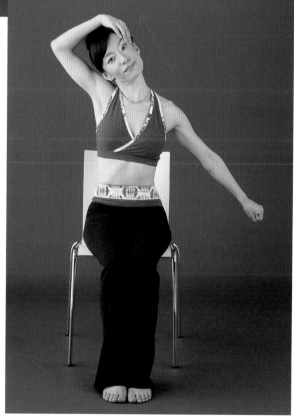

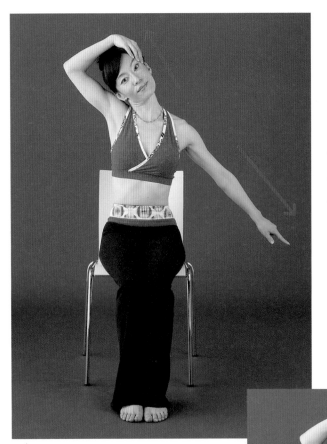

4

손가락 3개를 순서대로 편다

숨을 들이마시며 오른손의 엄지, 검지, 새끼손가락 순으로 편다.

5

오른 손목을 들어 올린다

손가락 3개를 폈다면 손목을 들어 올린다. 조금 무리하여 들어 올리고, 팔꿈치는 구부러지지 않도록 주의한다.

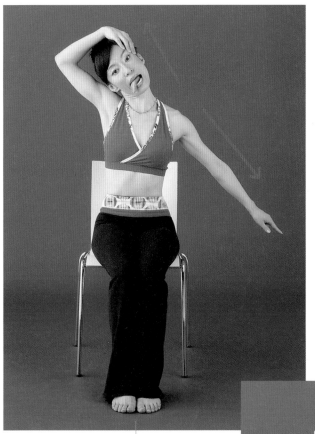

6

고개를 기울인 채 혀를 내민다.

손목을 제자리로 되돌림과 동시에 입으로 숨을 내뱉으며 고개를 기울인 방향으로 혀를 힘껏 내민다.

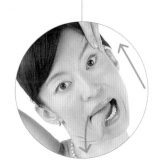

7

오른손을 뒤쪽으로

혀를 내민 채로 오른손을 천천히 뒤쪽으로 이동시킨다. 반대쪽도 동일하게 실시한다.

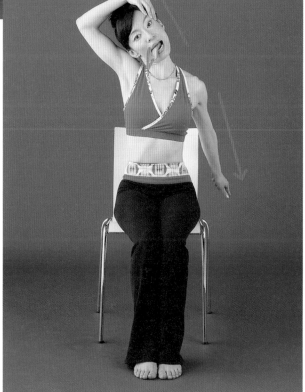

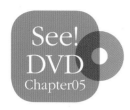
목을 늘려 아름다운 데콜테 라인 만들기

앉는 *Pose2*

소녀의 기도 +
나폴레옹 피시의 얼굴

'나폴레옹 피시의 얼굴' 동작은 이중 턱에 효과가 좋습니다.
이 동작에 더불어 대흉근을 의식하게 하는 '소녀의 기도' 동작을
조합하면 목부터 한층 더 확실히 늘어나기 때문에
아름다운 데콜테 라인을 만드는 데 도움이 됩니다.

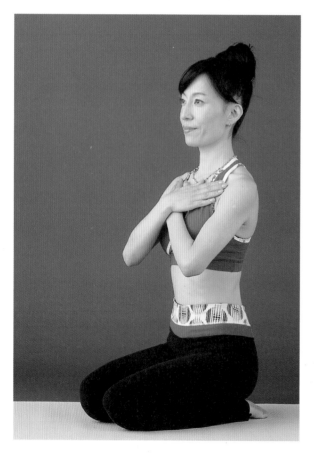

1

등 근육을 쭉 늘이고

정좌한 채 등 근육을 늘려 자세를
바로잡는다. 양손을 교차하여 가
슴에 댄다.

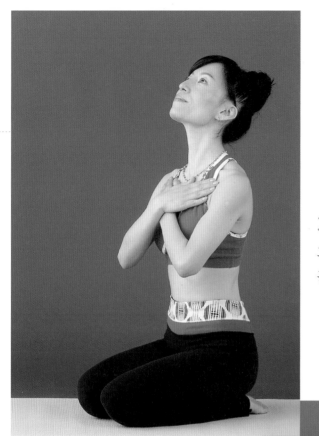

2

기도하는 듯한 이미지로

그 자세 그대로 얼굴을 위로 조금
들어 올린다.

3

자세를 유지하고
나폴레옹 피시의 얼굴

잠시 쉬고 아랫입술을 윗입술 위
에 가볍게 겹쳐 '나폴레옹 피시의
얼굴' 동작을 실시한다. 손을 바꾸
고 반대쪽도 동일하게 실시한다.

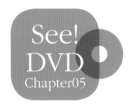

얼굴 , 목 , 가슴을 효과적으로 리프트 업

앉는 *Pose3*

안테나 자세 + 삼각 혀

상반신 리프트 업에 효과적인 '안테나' 자세에,
목 처짐에 효과적인 '삼각 혀' 동작을 더함으로써
가슴부터 얼굴까지 리프트 업 해줍니다.
정신적으로도 개방감을 얻을 수 있는 기분 좋은 자세입니다.

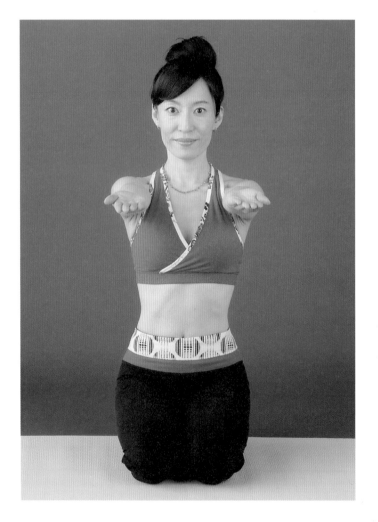

1

양손을 가지런히 바닥과 수평으로

정좌한 채 등 근육을 늘려 자세를 바로잡는다. 양 손바닥을 바닥을 향한 채 들어 올리고 바닥과 수평이 되면 손바닥이 위를 향하도록 한다.

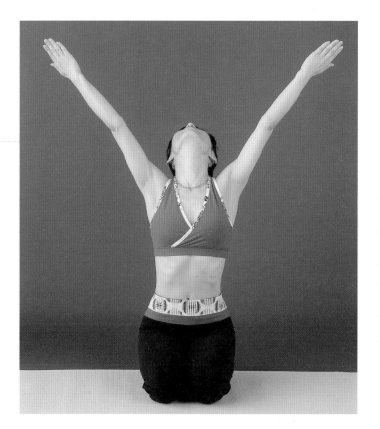

2

양손을 올려 하늘을 우러러보는 이미지로

숨을 들이마시며 손을 더 올린다. 손바닥이 뒤를 향하는 위치까지 들어 올리고 가슴을 편 채, 견갑골(어깨뼈)을 끌어내린 후 얼굴을 위로 향하게 한다.

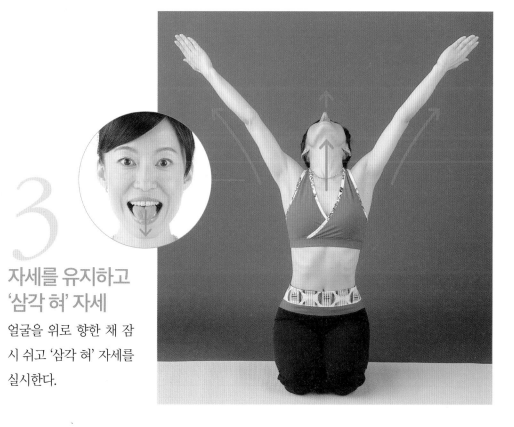

3

자세를 유지하고 '삼각 혀' 자세

얼굴을 위로 향한 채 잠시 쉬고 '삼각 혀' 자세를 실시한다.

피부의 번들거림이나 여드름 STOP

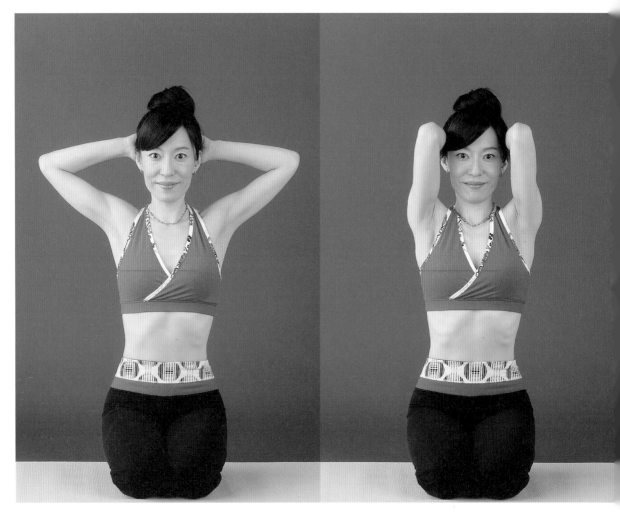

1 가슴이 열리는 것을 의식

정좌한 채 등 근육을 쫙 늘인다. 양손을 머리 뒤쪽에 대고 팔꿈치는 옆으로 펼쳐 가슴을 편다.

2 견갑골이 열리는 것을 의식

팔꿈치의 높이는 유지한 채 팔꿈치를 가운데로 모아 앞을 향하게 한다.

앉는 *Pose4*

곤란한 자세 + 본의 아니게 엣?!

견갑골부터 목의 뒷부분을 확실히 늘려주어 어깨 결림이나 스트레스를 해소하는 '곤란한 자세'와 '본의 아니게 엣!?' 표정을 조합함으로써 머리 부분의 피부에도 자극을 주어 상쾌한 기분을 느낄 수 있게 해줍니다. 얼굴을 좌우대칭으로 균형을 맞춰주는 효과도 기대할 수 있습니다.

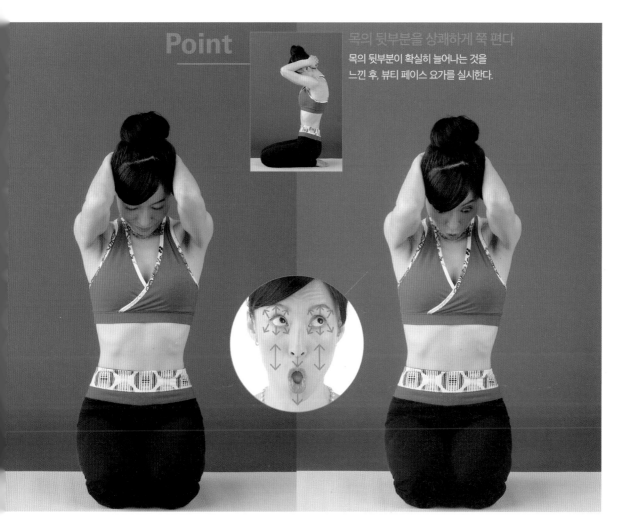

Point

목의 뒷부분을 상쾌하게 쭉 편다
목의 뒷부분이 확실히 늘어나는 것을
느낀 후, 뷰티 페이스 요가를 실시한다.

3 양손으로 천천히 고개를 앞으로 누른다

천천히 숨을 내뱉으며 양손으로 머리를 감싸듯이 고개를 앞으로 떨군다.

4 자세를 유지하고 뷰티 페이스 요가 시작

얼굴을 아래로 향한 채 잠시 쉬고 '본의 아니게 엣!?' 동작 을 실시한다.

페이스 리프트에
바스트 업 효과를 플러스

앉는 *Pose5*

소 얼굴 자세 + 히히히

견갑골을 늘려주는 '소 얼굴' 자세로 확실히 어깨를 고정하고, '히히히' 표정으로
목의 근육을 자극하여 가슴부터 얼굴에 걸쳐 광범위하게
리프트 업 해주는 동작입니다. 또한 바스트 업에도 효과적인 자세의 조합입니다.

등 근육을 쭉 늘이고

정좌한 채 양손을 머리 위로 올리고 왼손으로
오른손의 손목을 잡는다.

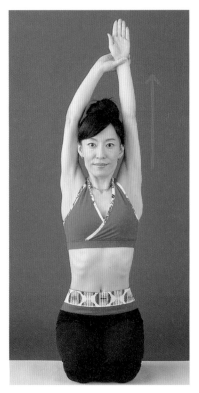

1

팔 전체가 늘어나는 느낌으로

2

숨을 들이마시며 양 팔꿈치를 굽히고, 숨을 내뱉으며 왼손
으로 오른손을 45도로 잡아당겨 아래로 끌어내린다.

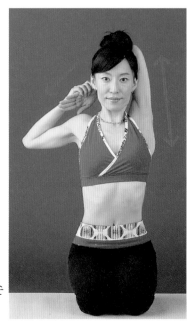

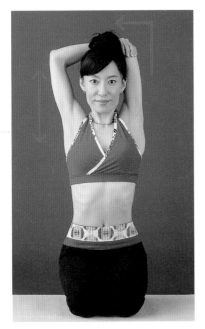

팔꿈치를 뒤로 당겨 가슴을 편다

숨을 들이마시며 왼손으로 오른쪽 팔꿈치를 앞에서 잡고,
숨을 내뱉으며 팔꿈치를 뒤로 당긴다.

3

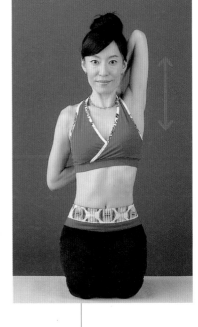

오른손과 왼손을
등 뒤에서 악수

4

왼손을 내리고 아래쪽에서
등 뒤로 돌려 오른손을 잡는다.

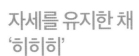

Point

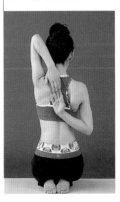

자세를 유지한 채
'히히히'

잠시 쉬고 '히히히' 동
작을 실시한다. 반대쪽
도 동일하게 실시한다.

5

할 수 있는 범위만큼 OK

등 뒤에서 손이 잡히지 않는 경우에는
양손의 손가락이 닿는 정도로도 가능
하다. 손가락이 닿지 않는 경우에는 양
손의 가운데 손가락으로 등뼈를 만진
다는 느낌으로 실시한다.

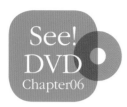
입체적이고 섹시한 입매 만들기

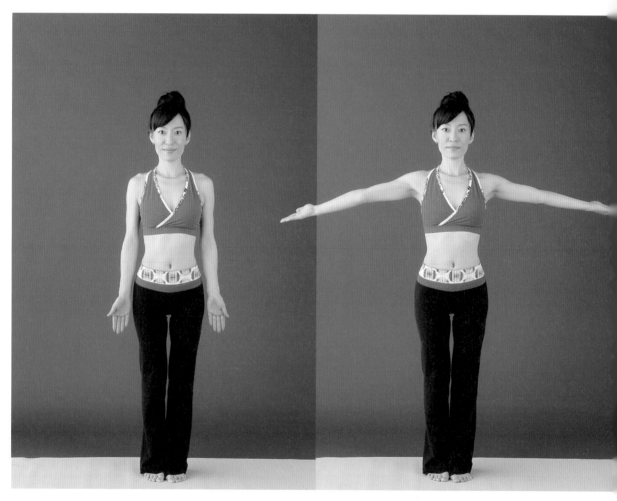

1 머리끝부터 발뒤꿈치까지 일직선이 되도록

발뒤꿈치에 중심을 두고 가지런히 서서 손바닥을 앞으로 향하도록 한다.

2 손끝이 멀리까지 통한다는 느낌으로

천천히 숨을 들이마시며 손바닥을 위로 향한 채 호를 그리듯이 손을 들어 올린다.

선 나무 합장 자세 + 뽀뽀해주세요

'선 나무 합장' 자세는 손가락 끝에서 발산되는 '위'를 향한 에너지와 발에서 흐르는
'아래'를 향한 에너지의 밸런스를 조절합니다. '뽀뽀해주세요' 동작과 조합함으로써
가슴, 목이 윗방향으로 늘어나 섹시하고 입체적인 입매를 만들어 줍니다.

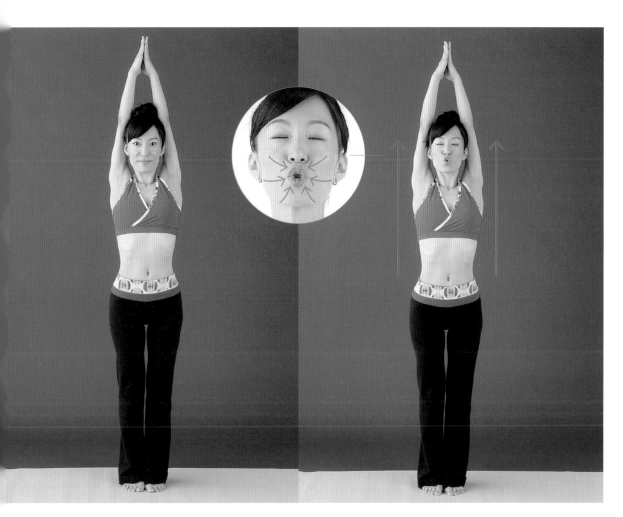

3 머리 위에서 합장

머리 위에서 양손을 합치고,
등 근육을 힘껏 늘인다.

4 자세를 유지하고 '뽀뽀해주세요' 동작

잠시 쉬고 '뽀뽀해주세요'
동작을 실시한다.

피부 미용 & 리프트 업의
일석이조 요가

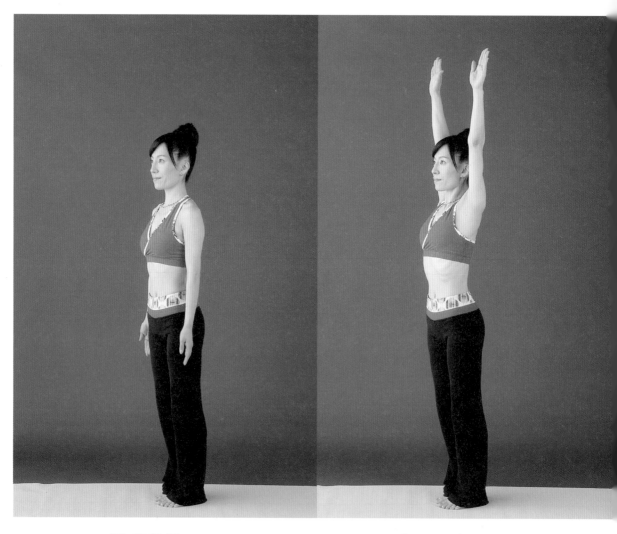

1 등 근육을
쭉 늘이고

발뒤꿈치에 중심을 두고 가지런히
서서 손바닥을 앞으로 향하도록
한다.

2 양손을 옆에서
위로 들어 올린다

숨을 들이마시며 손바닥을 앞
으로 향한 채 커다랗게 호를
그리듯이 옆에서 들어 올린다.

서는 *Pose2*

야자나무 자세 + 깜짝 놀란 미소

'야자나무' 자세는 하반신 강화와 힙의 셰이프를 예쁘게 하는 데 효과적입니다.
여기에 '깜짝 놀란 미소' 동작을 더해 얼굴과 몸의 대사를 높이고,
아름다운 피부와 볼의 리프트 업을 촉진합니다.

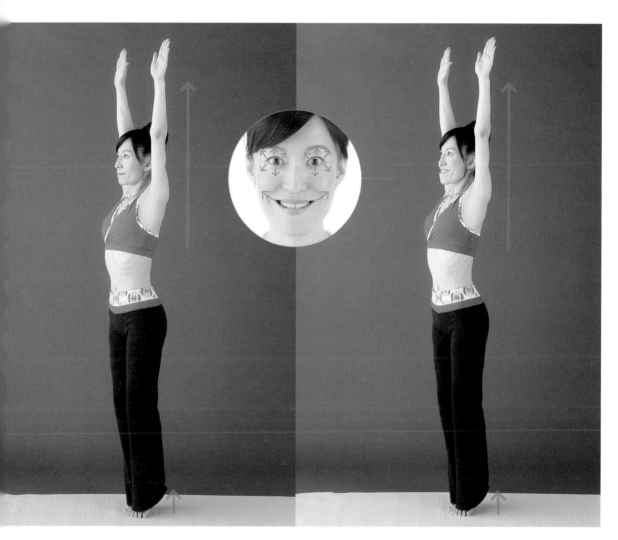

3 발뒤꿈치를 들어 올려도 흔들리지 않도록

발뒤꿈치를 될 수 있는 한
들어 올려 자세를 유지한다.

4 자세를 유지하고 뷰티 페이스 요가 시작

잠시 쉬고 '깜짝 놀란 미소'
동작을 실시한다.

눈꼬리도 몸도
시원하게 !

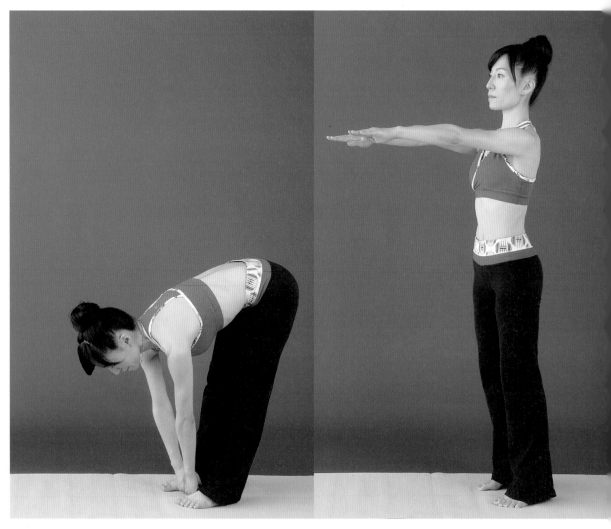

1 주먹 2개가 들어갈 정도
다리를 벌리고

양손으로 주먹을 쥐고, 주먹
이 2개 들어갈 정도로 다리를
벌린다. 발가락 끝과 발뒤꿈
치가 일직선이 되도록 한다.

2 양손을 바닥과
수평으로

코로 천천히 숨을 들이마시며
손바닥을 아래로 향한 채 양
손이 바닥과 평행이 될 때까
지 들어 올린다.

서는 *Pose3*

의자 자세 + 뭉크의 얼굴

의자 자세는 힙이나 다리 전체의 아름다운 라인을 만드는 데 효과적입니다.
여기에 눈 아래 근육을 자극해 주는 '뭉크의 얼굴' 동작을 더함으로써
얼굴과 몸 전체의 혈행이 한 번에 좋아집니다.

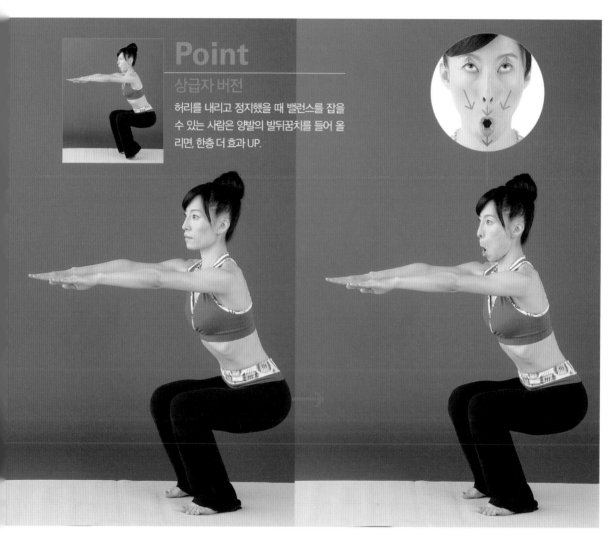

Point

상급자 버전

허리를 내리고 정지했을 때 밸런스를 잡을
수 있는 사람은 양발의 발뒤꿈치를 들어 올
리면, 한층 더 효과 UP.

3 넓적다리, 엉덩이, 배꼽을 의식하며

넓적다리 안쪽, 엉덩이, 배꼽
아래쪽에 힘을 싣고 천천히
숨을 내뱉으며 무릎을 굽혀
허리를 내리고 정지한다.

4 자세를 유지하며 '뭉크의 얼굴'

3의 자세를 유지하며 '뭉크의
얼굴' 동작을 실시한다.

볼에 탄력 ,
전신에도 탄력을

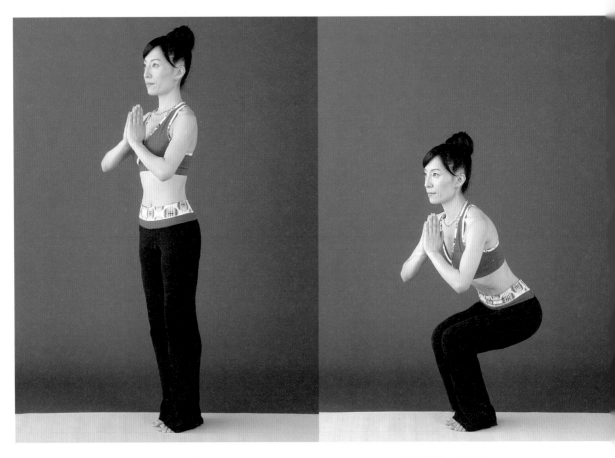

1 가슴 앞에서 합장

양발을 모아 서고 가슴 앞에서 합장한다.

2 허리를 내리고 자세를 유지

천천히 숨을 들이마시며, 넓적다리 안쪽, 엉덩이, 배꼽의 아래쪽에 힘을 싣고 무릎을 굽혀 허리를 내리고 정지한다.

서는 *Pose4*

서서 비틀기 자세 + 복어 얼굴

'서서 비틀기' 자세는 복부를 자극하여 몸의 모양을 예쁘게 하는 데 효과적입니다.
여기에 팔자주름을 자극하는 '복어 얼굴' 동작을 더함으로써 팔자주름을 없애고
아름다운 복부를 만드는 더블 효과를 얻을 수 있습니다.

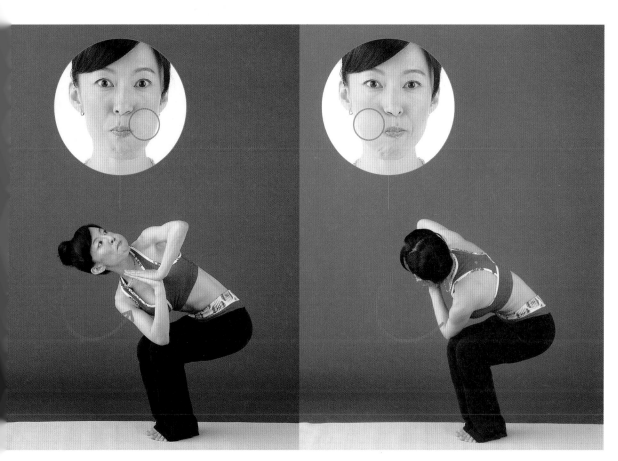

3 오른쪽으로 비틀며 오른쪽 볼을 부풀린다

숨을 내뱉으며 몸을 오른쪽으로
비틀어 왼쪽 팔꿈치를 오른쪽
무릎에 댄다. 오른쪽 팔꿈치는
천장을 향한다는 느낌으로 유지
하고 오른쪽 볼에 공기를 넣어
'복어 얼굴' 동작을 실시한다.

4 왼쪽으로 비틀며 왼쪽 볼을 부풀린다

숨을 내뱉으며 몸을 왼쪽으로
비틀어 오른쪽 팔꿈치를 왼쪽
무릎에 댄다. 왼쪽 팔꿈치는
천장을 향한다는 느낌으로 유
지하고 왼쪽 볼에 공기를 넣
는다.

혈행을 촉진하여
뛰어난 디톡스 효과

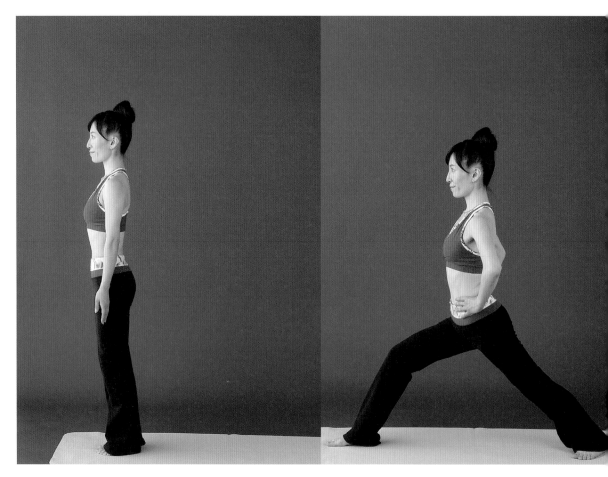

1 등 근육을 쭉 늘이고

발뒤꿈치를 가지런히 하고 서서 손바닥을 앞으로 향하도록 한다.

2 한쪽 발을 뒤로 빼고, 골반은 정면을 보도록

한쪽 발을 뒤로 크게 빼고, 양손을 허리에 댄 채 골반은 확실히 정면을 향하도록 한다. 뒤로 뺀 발의 발끝은 45도 정도 바깥을 향하도록 한다.

서는 *Pose5*

황소 자세 + 메롱 표정

전신의 혈행을 촉진하며 골반 교정이나 하반신 강화에 효과적인 '황소' 자세에
디톡스 효과를 높이는 '메롱 표정'을 조합함으로써 내장을 포함한 전신의 기적적인
디톡스 효과를 기대할 수 있습니다.

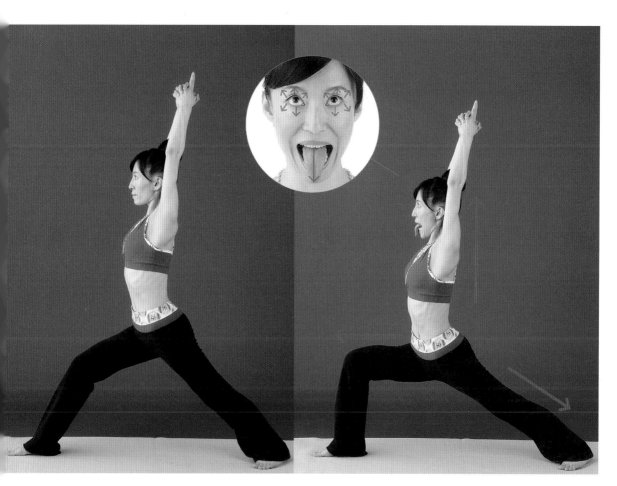

3 양손을 똑바로 위로 늘이고, 손가락을 쫙 세운다

숨을 들이마시며 양손을 올리
고 귀의 뒤쪽에서 깍지를 낀
채 양손의 검지를 세운다.

4 허리를 내리고 힘껏 혀를 내민다

숨을 내뱉으며 앞쪽 발의 무릎
을 굽혀 허리를 내린다. 잠시 쉬
고 '메롱 표정'을 실시한다. 반대
쪽도 동일하게 실시한다.

Column

다카츠 후미코의 포토 앨범

여기서 잠시 쉽시다. 여행지나 자택에서 찍은 사진을 소개합니다.

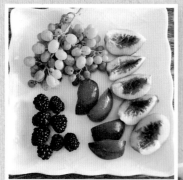

자택 정원에서
딴 과일

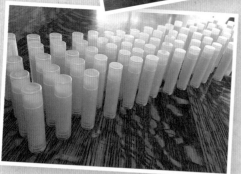

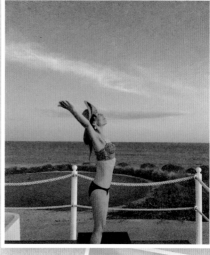

멕시코에서
맞이한 47세
생일 사진

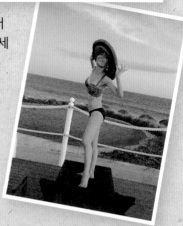

수제 립크림

매일 빼놓지 않는 명상

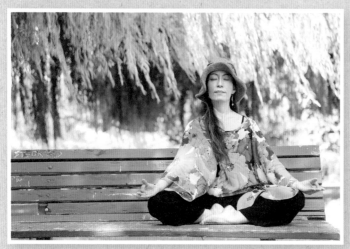

세계에서 레슨을
계속하고 있습니다.

84

Extra Lesson

다카츠 후미코의
내추럴 뷰티 스타일

영혼(Spirit)은 우주에서 받은 것. 몸(Body)은 그 영혼이 깃든 것. 마음(Mind)은 영혼의 목소리를 느끼는 의식, 감각. 이 세 가지(BMS : Body, Mind, Spirit)의 밸런스를 잡는 것이 우리가 사는 의미입니다. '맛있는 것이 먹고 싶어, 감동을 느낄 수 있는 장소에 가고 싶어, 나 자신에게 정직한 인생을 살고 싶어.' 그런 욕구를 만족시키는 일은 몸(Body)에 의식(Mind)을 맞추고, 영혼(Spirit)을 소중히 다루는 것입니다. 저만의 내추럴 뷰티 힌트가 많이 흩어져 있는 일상생활을 소개합니다.

Body

의식할수록 아름다워진다

몸은 의식하면 할수록 그에 반응해 아름다워집니다.
얼굴과 동일하게 몸 전체에도 매일 시간을 들여 "고마워"라고 말해주세요.

100회 세안

아침저녁으로 빼먹지 않는 것이 100회 세안입니다. 사람 피부와 비슷한 온도의 따뜻한 물을 얼굴에 끼얹는 것만으로 간단하게 할 수 있습니다. 될 수 있는 한 턱에서 위쪽으로 끼얹는 것이 효과적입니다. 70회를 넘으면서부터 피부가 반짝반짝하고 매끈해집니다. 마지막 10회는 차가운 물을 끼얹어 모공을 꽉 조여 줍니다. 산뜻하고 상쾌한 세안 기분을 느껴보세요. 매일 계속하면 각질이 점점 신경 쓰이지 않게 되고, 여드름에도 효과적입니다. 물의 적당한 자극으로 부기도 해결하고 이목구비도 뚜렷하게 만들어줍니다. 아침에 일어났을 때는 세안제를 사용하지 않고, 밤에는 세안제를 사용하여 화장이나 피부 오염 물질을 깨끗하게 지운 후 실시하는 것을 추천합니다.

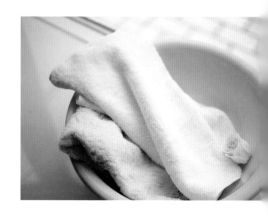

스킨 케어의 친구는 시어버터

"만약 사막에 가는데 뷰티 아이템을 한 가지밖에 가져갈 수 없다면, 고민하지 않고 시어버터를 선택하겠어!"라고 할 정도로 어디에 가든지 시어버터는 늘 휴대합니다. 아프리카가 원산지인 견과류로 만든 이 버터는, 손에 덜어내면 체온으로 부드럽게 녹습니다. 무릎이나 발뒤꿈치 등의 케어에는 물론 얼굴, 입술, 손톱 케어에도 아주 좋습니다. 특히 정제되지 않은 자연 그대로의 오가닉 제품을 추천합니다. 피부에 바르는 것은 될 수 있는 한 자연에 가까운 것, 먹어도 상관없는 것을 고르세요.

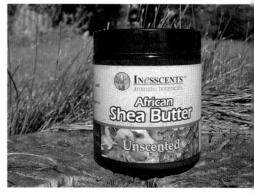

애용하는 시어버터(무향료), 60ml,
미국 INeSSCENTS사 제품.

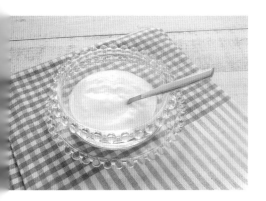

1일 1회, 빠짐없이 요구르트

어디에 가든 아침 식사는 과일과 요구르트가 필수 메뉴입니다. 요구르트를 먹으면 실감할 수 있는 것이 소화가 잘 된다는 점입니다. 장내 노폐물을 신속히 배설하는 것은 몸이나 피부의 컨디션을 조절하는 데 필수입니다. 아침은 몸의 디톡스 시간대라고 알려져 있으니 요구르트를 먹는 것이 많은 도움을 줍니다.

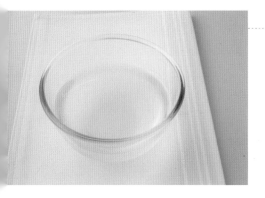

유청을 넣은 목욕물

유청은 요구르트의 수분을 제거하면 만들어지는 것입니다. 모유 성분에 가까워 미네랄, 단백질이 풍부하고 아미노산, 펩타이드 등 미용에도 좋은 성분을 포함하고 있습니다. 그런 유청을 입욕제 대신 1컵 정도 목욕물에 넣어보니, 목욕 후에 피부가 매끈매끈하고 부드러워져 깜짝 놀랐습니다. 그 이후 요구르트를 요리에 사용하고, 유청이 만들어지면 반드시 유청을 넣고 목욕을 즐깁니다 (※피부가 약하신 분은, 사용하시기 전에 팔의 안쪽에 테스트해 보십시오).

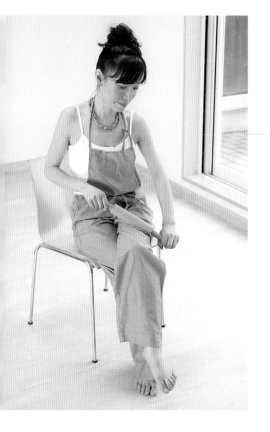

반죽 밀대

일을 앉아서 하는 경우가 많다면 혈행이나 림프의 흐름이 체류되어, 넓적다리 뒤쪽의 셀룰라이트가 많아지게 됩니다. 셀룰라이트를 없애기 위해 우연히 손에 쥐게 된 것이 반죽 밀대였는데 100엔 숍에서도 파는 손잡이와 롤러 부분이 구분된 제품입니다. 이것을 사용하여 빙글빙글 밀어주는 것만으로 넓적다리나 엉덩이, 넓적다리의 경계 부분 등 마사지하기 어려운 부분도 확실히 자극할 수 있습니다. 전신의 혈행도 좋아져 부기에도 효과적입니다.

Mind

마음이 기뻐하는 일을 한다 ————

자신의 마음에 말을 걸고 있습니까? 자신의 감정에 정직하게 살고 있습니까?
생활하는 중에도 마음이 기뻐하는 일을 한다는 것은 마음의 영양 공급원이 되어
몸에 활력을 불어넣어 줍니다.

가족의 유대

가족은 마음의 지주이며 에너지원입니다. 일본의 가족, 미국의 가족은 말할 것도 없지만, 특히 7년간 친구로 지내다가 결혼하게 된 남편은 파트너이며, 베스트 프렌드이자 최고로 나를 이해해주는 사람입니다. 일에 너무 몰두하여 일과 사생활의 밸런스가 무너지기 직전에 그 균형을 잡아주는 것도 남편입니다. 남편이 제게 한 "당신은 자유롭게 세계를 항해하는 배와 같으니, 내가 당신의 항구가 되어줄게"라는 말은 지금도 마음에 의지가 됩니다.

최근 특히 소중하다고 느끼는 것은 몸의 물리적인 거리가 아닌 마음의 거리입니다. 마음의 거리가 가까우면 어디에 있든지 사람과 연결될 수 있습니다. 이 세상에 자신을 생각해주는 가족, 파트너가 있다고 생각하는 것만으로도 용기가 샘솟습니다.

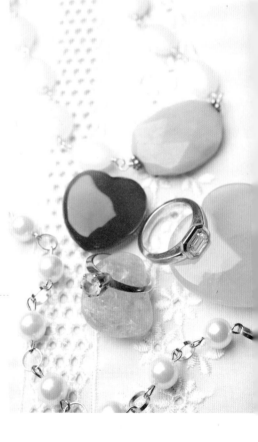

남편 Henry에게 받은 반지(위),
블루사파이어는 시어머니로부터
물려받은 것

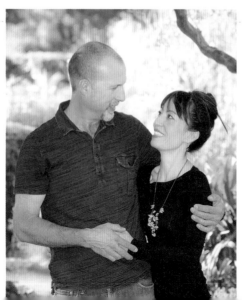

최고의 파트너 Henry와 함께

홈 파티

"미국과 일본, 어느 쪽이 더 살기 좋습니까?"라는 질문을 받을 때가 있습니다. 나에게 있어 마음 편하게 살 수 있는 장소란, 스스로의 마음에 얼마만큼 정직해질 수 있고, 마음을 다 드러내어 보여줄 수 있는 친구가 있는지 없는지에 따라 결정됩니다.

일본, 캐나다, 미국에서 생활하며 많은 사람들과 만나고 그와 비슷하게 이별을 경험했습니다. 그리고 각각의 장소에서 그때의 내게 있어 필요한 친구들이 나타나 주었습니다. 만남은 일기일회(一期一会: 일생에 한 번만 만나는 인연), 만남은 기적, 그 한순간이 영원하지 않다는 것을 의식함으로써 지금 나와 관련된 친구들에게 감사와 애정이 흘러넘치게 됩니다. 인생의 한순간이라도 '무언가를 공유할 수 있는 친구가 이 세상에 있어'라고 느껴지는 것만으로 행복을 느낄 수 있습니다. 그런 동료와의 파티는 최고로 즐거운 순간입니다. 고급스러운 레스토랑에 가지 않아도 맛있는 와인만 있다면 홈 파티만으로도 정말 행복합니다. 대화가 최고의 진수성찬입니다.

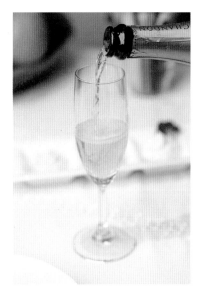

파티를 정말 좋아해서 자주 자택에 친구를 초대해 파티를 합니다

특별한 날에는 스파클링 와인으로 건배

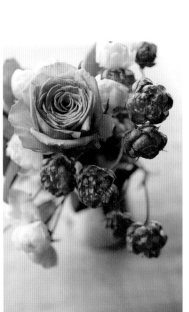

항상 장식하는 엔틱 장미

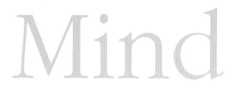
초간단 마음이 깨어나는 요구르트 레시피

프렌치토스트 휘핑 요구르트 곁들임

평범한 프렌치토스트가 요구르트를 토핑하는 것만으로 그럴듯한 메뉴로 대변신! 생크림을 사용했을 때보다 약 35% 정도 칼로리가 낮아집니다. 영양 밸런스도 좋고 보기에도 좋으며, 몸과 마음에도 즐거움을 주는 일품요리입니다.

〈재료〉 (2인분)

플레인 요구르트 / 2컵

바닐라 에센스 / 적당량

A [달걀 / 2개 우유 / 40cc 설탕 / 약간]

프랑스 빵 / 4조각

메이플 시럽 / 적당량

슈가 파우더 / 약간

카카오 파우더(또는 코코아) / 약간

〈장식〉

민트 잎 / 적당량 딸기 / 적당량

블루베리 / 한 큰술 키위 / 적당량

〈만드는 방법〉

① 하룻밤 요구르트의 수분을 제거하고, 있다면 바닐라 에센스를 몇 방울 넣어 포크로 거품을 일으키듯이 섞어서 생크림 상태로 만든다.

② A를 섞고 A에 넣어둔 빵을 프라이팬에 굽는다. 구워진 프렌치토스트 위에 요구르트를 듬뿍 올린다.

③ 좋아하는 과일을 올린다. 메이플 시럽, 슈가 파우더, 카카오 파우더 등을 뿌리고, 민트 잎을 올려 장식한다.

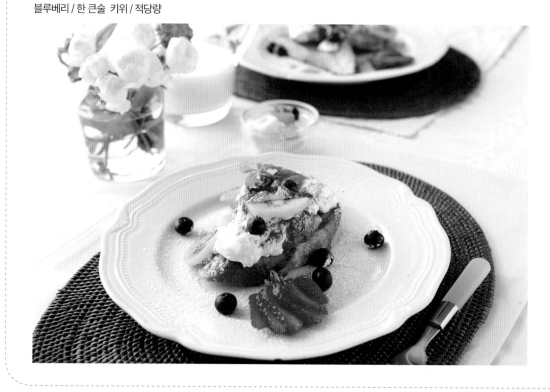

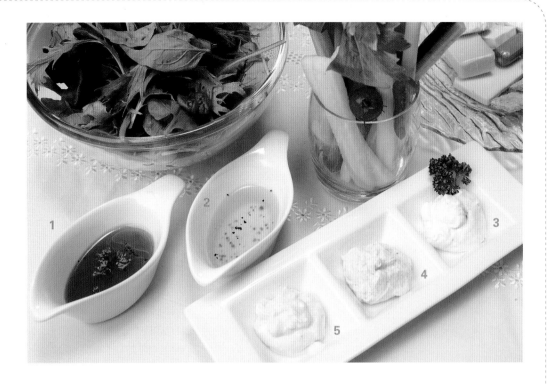

유청이 든 헬시 드레싱 & 요구르트 딥 소스

홈 파티를 할 때, 줄곧 요리만 하게 되면 친구들과의 수다라는 최고의 진수성찬을 놓치고 맙니다.
그래서 아주 간단하고 맛의 베리에이션이 넓은 메뉴로 상차림을 합니다.

※ 오일이나 마요네즈만 사용하는 것보다 1은 50%, 2는 30%, 3~5는 60~65% 정도 칼로리가 낮아집니다.

〈재료〉

1 유청이 든 헬시 이탈리안 드레싱   유청 / 25cc 올리브오일 / 50cc 레드와인 비네거 / 25cc 레몬즙 / 25cc 마늘파우더 / 2작은
술(또는 생마늘) 소금, 후추(취향대로) / 약간 파슬리, 다진 양파(취향대로) / 약간

2 유청이 든 헬시 오리엔탈 드레싱   유청 / 25cc 배합초(간이 되어 있는 것) / 50cc 참기름 / 2작은술 레몬즙 / 2작은술 소금, 후
추(취향대로) / 약간

3 고추냉이 요구르트 딥 소스   하룻밤 수분을 제거한 플레인 요구르트 / 50cc 마요네즈 / 1큰술 마늘(튜브 타입도 OK) / 1작은
술 고추냉이(튜브 타입도 OK) / 1작은술 굵은 후추(취향대로) / 약간

4 머스터드 요구르트 딥 소스   하룻밤 수분을 제거한 플레인 요구르트 / 50cc 마요네즈 / 1큰술 머스타드 / 1작은술 카레가루 /
1작은술 후추(취향대로) / 약간

5 된장 요구르트 딥 소스   하룻밤 수분을 제거한 플레인 요구르트 / 50cc 마요네즈 / 1큰술 된장 / 1작은술 케첩 / 1작은술 후추
(취향대로) / 약간

〈만드는 방법〉

재료를 작은 볼이나 깊은 그릇에 넣고, 잘 섞으면 완성.

Spirit

영혼이 깨어나는 그 순간 ————

이것이 있는 것만으로, 여기에 몸을 내려놓는 것만으로, 영혼이 깨어나는 그런 순간이 있습니다. 그것은 무언가 특별한 것이 아닙니다. 일상생활의 작은 부분이 마음을 열고, 힘을 줍니다.

캔들

여자를 가장 아름답게 보이게 한다는 캔들의 불빛. 식사할 때는 항상 켜 둡니다. 식사가 맛있어 보이게 하고, 시간의 흐름이 한순간에 바뀝니다. 영혼을 실은 몸의 에너지가 되는 식사는 늘 몸에 좋은 것을 섭취하고 싶습니다. 식사에 감사하며 맛을 즐기는 것은 마음에 있어 최고의 진수성찬이라고 생각합니다. 특히 밤, 캔들의 불빛 아래서 식사를 하면 내 안에 있는 여성성이 깨어납니다.

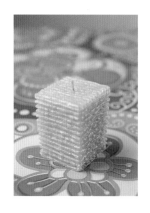

장미

꽃은 남에게 보여주는 것이 아니라 자신을 위해서 장식한다는 것이 저의 모토입니다. 꽃의 영원하지 않은 아름다움과 생명이 분주함에 얽매여 매너리즘에 빠지기 쉬운 일상생활에 자극을 줍니다. 아침에 일어나서 화병에 물을 갈아주는 일은 바쁘게 움직이는 생활을 잠시나마 반성하게 해줍니다.

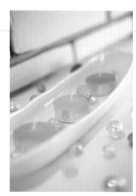

꽃을 스스로 살 때는 일이나 프로젝트가 끝났을 때 포상으로 삽니다. 좀 더 사치를 부리고 싶을 때는 사온 장미 꽃잎을 뜯어 욕조에 띄우고, 아로마 오일을 떨어뜨려 장미 목욕을 즐깁니다. 그러면 자신이 여성이라는 의식이 한 번에 업 됩니다. 반대로 자신의 생활공간에서 꽃이 없어진다는 것은 BMS의 밸런스가 무너지고 있다는 사인이겠지요. 재빨리 리셋할 수 있도록 마음을 다잡습니다.

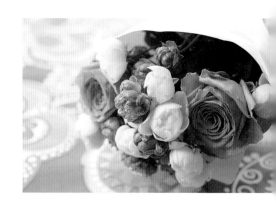

자연, 산에서 지내는 시간

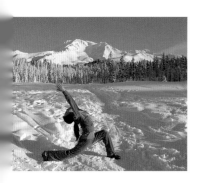

　일본에서의 일이 끝난 후에 미국의 대자연 속에서 편하게 쉬는 시간이 저에게 있어서는 영혼이 리셋되는 시간입니다. 일이 있어 자연이 아름답게 느껴지고, 자연 속에서 편하게 쉬는 시간이 있기 때문에 일에 몰두할 수 있습니다. 이 중 어느 하나라도 없으면 안 됩니다.

　필요한 최소한의 도구를 지참하고 산에서 캠핑을 하면 자신에게 정말 필요한 것이 보입니다. 필요하지 않은 것, 몸의 군더더기 살, 마음의 잡념을 떼어내고 너무 애쓰지 않고, 자신에게 정직하여 영혼이 기뻐할 수 있는 인생을 보내는 것이 목표입니다.

달의 힘

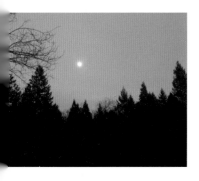

　요 근래 10년 정도 신월(新月)과 만월(萬月)에 위시리스트를 쓰고 있습니다. 매번 손으로 10개씩 쓰고 있습니다만, 어쩐 일인지 리스트의 3번째는 마음으로부터 바라는 일을 쓰는 일이 많습니다. 게다가 예전 리스트를 보면 3번째가 거의 다 이루어졌습니다. 달의 힘에 대한 진실이야 어찌됐든 달이라는 자연을 의식하며 생활을 하게 되면, BMS의 밸런스도 조절된다고 생각합니다.

몸의 목소리를 듣는다

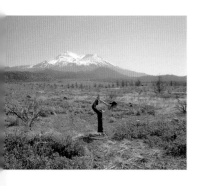

　바쁜 와중에 호흡을 조절하고 자신의 몸과 마주하면 '꼭 해야만 하는 일'이 그렇게 많지 않다는 사실을 문득 눈치 채게 됩니다. 요가는 그것을 가능하게 해 줍니다. 자신의 내면에 의식을 향하게 하여 몸의 목소리를 들음으로써, 자신을 이전보다 더 이해할 수 있게 됩니다. 이왕에 태어나 인생을 살고 있으니 태어난 이유를 이해하고, 자기 나름의 최고의 인생을 보내고 싶습니다.

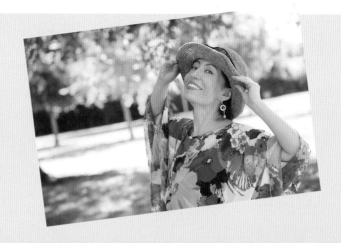

마무리하며

현재 페이스 요가(뷰티 페이스 요가)는 세계적으로 널리 알려지고 있습니다. 지금까지 제 자신뿐만이 아니라 많은 사람들이 얼굴을 움직이는 것으로 인해 인생이 크게 변화되는 것을 목격해왔습니다.

"지금까지 살아오면서 처음으로 내 얼굴이 좋아졌다."

"나다워졌다, 자신이 생겼다."

"정말 하고 싶은 것이 무엇인지 깨달았다."

"하루하루가 너무 즐거워서 행복하다."

"인생을 진정으로 즐기게 되었다."

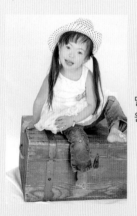

딸은 내 힘의 원동력

"나이를 먹는 것에 대해 부정적인 이미지가 없어지고, 오히려 기뻐하며 받아들일 수 있게 되었다." 등.

세계 100여 개국에 있는 페이스 요가 수강생들이 그 변화와 놀라운 효과를 경험하고 있습니다. 페이스 요가로 인해 단순히 얼굴만 변화하는 것이 아니라 사고방식, 삶의 방식 그리고 인생도 바뀌고 있습니다. 이것은 제가 당초 그렸던 페이스 요가의 효과를 한층 더 뛰어넘은 현상입니다. 페이스 요가가 세상에 소개된 지 10년, 저도 그 10년간 나이를 먹었습니다. "10년 전 얼굴보다 지금의 얼굴이 좋아."라고 말할 수 있다는 사실에 행복을 느낍니다. 자신의 얼굴을 별로 좋아하지 않고, 자신감도 없으며 콤플렉스인 부분을 될 수 있는 한 눈에 띄지 않도록 했던 과거의 자신이 사랑스럽다고 생각할 정도가 되었습니다.

최근에는 뇌와 얼굴의 움직임에 대한 관계가 과학적으로 검증되어 앞으로 점점 더 두근거리는 날들이 계속될 것 같습니다.

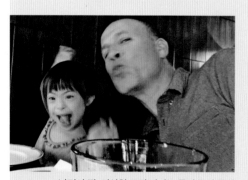

남편과 딸, 이상한 표정 짓기는 특기 중의 특기

이 책을 개정하는 데 있어 많은 분들이 서포트를 해 주셨습니다. 제작 스케줄의 조정이나 이 책을 정리해주신 편집 담당 나카노 씨, 10년 이상 일에서 뿐만이 아니라 사적으로도 저와 같이 해 주신 편집 담당 세키네 씨와 헤어&메이크업 담당 케이 씨, 제가 미국으로 이주한 후에도 일본의 페이스 요가를 관리해주신 치카코 씨. 그리고 일본에서 페이스 요가의 보급에 힘써주시는 인정 강사이신 케이코 선생님, 모토코 선생님, 초대 선생님을 필두로 250명이 넘는 인스트럭터 분들께 이 책을 빌려 감사의 말씀을 드립니다.

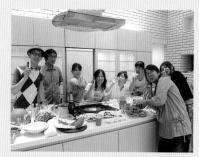
촬영현장에서, 스탭들과 함께

그리고 누구보다도 저를 이해해하고 결혼 후, 엄마가 된 지금도 자유롭게 일하는 제 마음의 항구가 되어주는 남편 Henry와 딸 Nina, 두 사람에게 최고로 감사드립니다.

마지막으로 제가 제일 좋아하는 격언으로 마무리합니다.
"스무 살의 얼굴은 자연의 선물이고 쉰 살의 얼굴은 당신의 공적이다." _코코 샤넬
여러분이 더욱더 자기 자신을, 자신의 얼굴을,
그리고 자신의 인생을 좋아하게 되도록.
I love you!

2015년 10월 캘리포니아 자택에서   다카츠 후미코

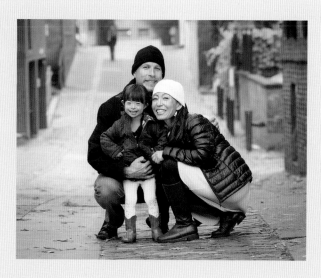
남편 Henry와 딸 Nina

DVD tsuki 1nichi3pun! Wakagaeri Program Takatsu Fumiko no Bigan Yoga

© FUMIKO TAKATSU / TM Interactive 2016

All Rights Reserved

Original Japanese edition published by SHUFUNOTOMO CO., LTD

Korean translation rights arranged with SHUFUNOTOMO CO., LTD

through OrangeAgency Co., Seoul.

Korean translation rights ⓒ 2016 by SISO

撮影　Masanori Fujii/料理、イメージ

　　　Judy Parker/結婚式

　　　Masayo Benoist/スナップショット

協力　顔ヨガ協会インターナショナル http://kaoyoga.com/

　　　株式会社TMインタラクティブ Mutsuko Takahashi

다카츠 후미코의 뷰티 페이스 요가

초판 1쇄 발행 2016년 11월 20일
초판 4쇄 발행 2019년 10월 30일

지은이 | 다카츠 후미코
옮긴이 | 박경임
펴낸이 | 정광희
펴낸곳 | SISO

주　소 | 경기도 고양시 일산서구 일산로635번길 32-19
출판등록 | 2015년 01월 08일 제 2015-000007호
전　화 | 031-915-6236
팩　스 | 031-5171-2365
이메일 | sisobooks@naver.com

ISBN 979-11-954846-2-1　03510